U0347597

中医美容基础理论

主　编　朱爱松（辽宁中医药大学）
　　　　李如辉（浙江中医药大学）

中国中医药出版社
·北　京·

图书在版编目（CIP）数据

中医美容基础理论/朱爱松，李如辉主编 . —北京：中国中医药出版社，2014.9
（2023.1重印）
中医美容专业系列教材
ISBN 978 - 7 - 5132 - 1998 - 3

Ⅰ . ①中… Ⅱ . ①朱… ②李… Ⅲ . ①中医医学基础 - 教材 Ⅳ . ①R22

中国版本图书馆 CIP 数据核字（2014）第 186845 号

中 国 中 医 药 出 版 社 出 版
北京经济技术开发区科创十三街31号院二区8号楼
邮政编码 100176
传真 010 64405721
万卷书坊印刷（天津）有限公司印刷
各地新华书店经销

*

开本 787×1092 1/16 印张 14 字数 231 千字
2014 年 9 月第 1 版 2023 年 1 月第 4 次印刷
书 号 ISBN 978 - 7 - 5132 - 1998 - 3

*

定价 49.00 元
网址 www.cptcm.com

中医美容专业系列教材
编写委员会名单

主任委员　冯居秦　吴景东

委　　员　（按姓氏笔画排序）

马贤德	王　冰	王　江	王中来	王诗晗	王建军
王艳萍	王景洪	田　琪	田改苗	田国伟	史丽萍
付玉娟	付晓烨	冯居秦	权文娟	吕　凌	朱爱松
朱介法	乔　野	刘　波	刘苗苗	刘晓亭	刘宜群
刘正东	闫凤凤	孙文睨	孙艳丽	苏　妆	杜　忍
杨　芳	杨　洁	杨　妮	杨　巍	杨国峰	李　文
李　佳	李　静	李　巍	李如辉	李春日	李锋利
李景辉	吴景东	何玉秀	张　斌	张　婷	张小倩
张小卿	张云燕	张世中	张志星	张嘉皓	易贤恩
金红艳	周　欢	荆　秦	胡　楠	徐　丽	郭连营
海　妮	崔晓娟	康维洁	隋月皎	隋艾凤	董文静
韩　莹	韩永安	路　锋	詹　杰	熊常初	樊　旭
鞠宝兆					

前　　言

中医美容源远流长，它与中医药学同时产生和发展。早在春秋战国时期成书的《黄帝内经》就记载了大量的中医美容理论，对损美性疾病诊断、治疗的发展产生了重要的影响。在几千年的悠悠长河中，历代医家在中医美容诊断和治疗方面积累了丰富的经验。

时至 21 世纪，我国加入了 WTO，各行业都面临着与国际接轨。随着我国经济的发展，人们对健康及美容的需求不断提高，以及中医美容事业的不断发展，运用中医理论来养生及美容已经成为社会潮流。

为了更好地发展中医美容事业，培养高层次的现代中医美容师，西安海棠职业学院聘请在中医美容领域有较深造诣的冯居秦教授担任总主编，联合辽宁中医药大学、长春中医药大学、天津中医药大学、大连医科大学、中国医科大学、南京中医药大学、浙江中医药大学、陕西中医学院、湖北中医药大学、沈阳理工大学、黑龙江中医药大学佳木斯学院等国内知名院校，组织在中医美容专业教学一线有丰富教学经验的教师共同编写了这套中医美容专业系列教材。这套教材主要用于中医美容专业的教学，填补了目前国内中医美容专业教学缺乏系统配套教材的空白。

作为中医美容高等教育的实践者，我们提出了培养"现代高级中医美容师"的理念，这一理念得到了上级主管部门以及世界中医药学会联合会美容专业委员会的认同和大力支持。我们这几年从教育实践入手，坚持"崇尚学术，拓展真诚，架构健美，福祉人生"为行为准则，几年来在培养高级中医美容人才的道路上不断探索，得到了广大中医美容教育者、美容从业人员和学术界的认可。

这套中医美容专业系列教材是我们多年来教学实践研究的成果。作为一名合格的中医美容师，必须系统学习和掌握中医美容相关的各学科知识，因此本套教材按照系统性的要求来设计，并且在编写中注重"三基"（基础理论、基本知识、基本技能）和"五性"（思想性、科学性、先进性、启发性、适用性）的统一，以期对我国中医美容高等教育起到积极的推动作用。

我们在编写本套教材的过程中得到了众多学者和有识之士的鼎力相助，并参阅和收录了国内外学者的一些成果，在此一并致谢！由于编写本套教材是一个新的探索，加之编者水平所限，不妥之处在所难免，恳请海内外同行及读者提出宝贵意见，以便重印再版时不断完善。

中医美容专业系列教材编委会

2014 年 9 月

中医美容专业系列教材

《中医美容基础理论》编委会

主　编　朱爱松（辽宁中医药大学）

李如辉（浙江中医药大学）

副主编　刘宜群（南京中医药大学）

冯居秦（西安海棠职业学院）

吕　凌（辽宁中医药大学）

杨　芳（辽宁中医药大学）

编　委　（按姓氏笔画排序）

冯居秦（西安海棠职业学院）

吕　凌（辽宁中医药大学）

朱爱松（辽宁中医药大学）

刘宜群（南京中医药大学）

杨　芳（辽宁中医药大学）

李　佳（辽宁中医药大学）

李如辉（浙江中医药大学）

李锋利（西安海棠职业学院）

张世中（南京中医药大学）

张嘉皓（辽宁中医药大学）

康维洁（西安海棠职业学院）

编写说明

中医美容基础理论是关于中医学的基本概念、基本原理、基本知识与基本思维方法的知识体系。中医美容基础理论是中医美容专业基础课，内容涵盖中医学的哲学基础、中医学对人体生理的基本理论、中医学对疾病及其防治的基本理论等。

本教材充分借鉴普通高等教育《中医基础理论》历版规划教材的优点，注重中医基础理论的完整性、系统性、科学性与逻辑性，以保持中医学传统理论特色为宗旨，在内容选择上充分考虑中医美容专业教学的实际需要，坚持中国传统文化与中医基础理论相结合、知识传授与思维方法相结合、基础理论与临床实践相结合。

本教材在内容设计上紧密结合教学实际，章前按熟悉、掌握与了解三个级别，明确知识目标与能力目标，章后附思考题。在语言表述上力求通俗易懂，要而不繁，尽可能使用图表，所涉的中医专业术语一律采用国家标准。本教材在以往《中医美容基础理论》教材的基础上进行了结构调整，使之结构层次清晰，逻辑性强，并适合中医美容专业教学使用。

本教材绪论由朱爱松编写，第一章由吕凌编写，第二章由李如辉编写，第三章由刘宜群、张世中编写，第四章由李佳编写，第五章由张世中编写，第六章由朱爱松、张嘉皓编写，第七章、第八章由杨芳编写。全书由朱爱松、李如辉、李锋利、康维洁统稿，并进行了相应修改。

本教材借鉴和引用了近十年来与本学科有关的研究文献及资料，谨向原作者表示真诚感谢。

敬请各院校的教师和学生提出宝贵意见和建议，以便再版时修订提高。

《中医美容基础理论》编委会

2014 年 9 月

目　　录

绪　论

【知识目标】

1. 掌握中医学理论体系的基本特点。
2. 熟悉中医学及中医学理论体系的基本概念。
3. 了解中医学理论体系形成的标志及发展概况。

【能力目标】

掌握辨证论治的概念及临床过程。

中医学发源于中国，有数千年的悠久历史，是中华民族在长期生产、生活的实践中，并通过长期医疗实践的研究所总结的认识生命、维护健康、同疾病作斗争的宝贵经验，形成并发展为独特的医学理论体系，为中国人民的卫生保健事业和中华民族的繁衍昌盛作出了巨大的贡献，并越来越受到世界医学领域的重视。

一、中医学理论体系的形成与发展

（一）中医学与中医学理论体系的基本概念

1. 中医学的基本概念

中医学是以中医药理论与实践经验为主体，研究人类生命活动中健康与疾病转化规律及其预防、诊断、治疗、康复和保健的综合性科学。

中医学的研究对象和服务对象是人，包括健康人、亚健康人和病人。人不仅具有生物的属性，更重要的是生活在自然环境、社会群体中，因此，是生物－自然（环境）－社会（心理）的医学模式，是自然科学和社会科学的综合性学科。

2. 中医学理论体系的基本概念

中医学理论体系是以中国古代哲学的精气学说、阴阳和五行学说为思维模式，以整体观念为主导思想，以脏腑经络的生理病理为基础，以辨证论治为诊疗特点的医学理论体系。中医学理论体系遵循"天人合一"的系统整体观，是天、地、人和谐统一的医学，包括理、法、方、药在内的中医学基本概念、基本原理和基本方法的科学知识体系。

中医学理论体系主要由中医基础医学、中医预防医学和中医临床医学三部分组成。中医基础医学包括中医基础理论、内经学、伤寒论、金匮要略、温病学、中医诊断学、临床中药学、方剂学、中医药文化基础、中国医学史、中医各家学说、中医文献学等。

中医基础理论是研究和阐明中医学的基本概念、基本理论、基本规律、基本原则的学科。中医基础理论重点研究内容包括中医学的哲学基础、藏象、精气血津液、经络体质、病因、病机、养生预防、治则治法、康复原则等。

（二）中医学理论体系的形成

1. 中医学理论体系形成的条件

上古时期，人类在生活、生产实践中，在长期同疾病作斗争中，不断积累了大量的医药学的经验。从春秋战国时期（公元前770—公元前221年）到秦汉之际（公元前221—公元220年），出现了"诸子蜂起，百家争鸣"的繁荣景象，形成了儒家、道家、墨家、法家、阴阳家等众多学术流派，特别是古代哲学思想，即精气学说和阴阳五行学说成为当时自然科学和社会科学领域普遍应用的认识论和方法论，从而为中医学理论体系的形成奠定了文化基础；自然科学发展迅速，天文、历算、物候、农学、植物学、矿物学以及冶炼、酿造技术也有诸多创新。这些先进的科学技术对中医学的渗透和影响为中医学理论体系的形成奠定了科学基础。同时，随着长期医疗实践经验的积累，人们对于疾病的认识亦逐步地广泛、系统和深化，出现了《左传》所记载的医和、医缓等著名医生，以及《史记》所记载的扁鹊、仓公等著名医学家，医学知识和技术的进步为中医学理论体系的形成奠定了理论基础。

2. 中医学理论体系形成的标志条件

中医学理论体系形成于战国至两汉时期。《黄帝内经》《难经》《伤寒杂病论》《神农本草经》等医学专著的问世，标志着中医学理论体系的形成。

这些医药学著作分别从中医基础理论、临床辨证施治，以及药物学等方面，为医学理论体系的发展奠定了坚实的基础（表0-1）。

表0-1　先秦两汉之际中医药学经典著作

著作名称	成书年代	作者	主要内容	重大贡献
《黄帝内经》	春秋战国—汉	不详	中医基础和临床理论	现存中医学最早的经典著作
《难经》	东汉	秦越人	丰富了中医理论	脉诊和针灸治疗
《伤寒杂病论》	东汉	张机	六经辨证和脏腑辨证	中医学第一部辨证论治专书
《神农本草经》	东汉	不详	中药理论	中医学第一部经典著作

（1）《黄帝内经》

该书非一人一时所作，是集众多医学家的医学理论和临床经验编纂而成。《黄帝内经》深刻探讨了当时哲学领域中诸如气的概念、天人关系、形神关系等重大命题，系统阐述了人体的结构、生理、病理，以及对疾病的诊断、病证、治疗和养生等问题，为中医学理论体系的建立奠定了基础。后世将《黄帝内经》分为《黄帝内经素问》（简称《素问》）和《灵枢经》（简称《灵枢》）两部书流传至今。

（2）《难经》

全书共有81个问答，故又称《八十一难》。相传系秦越人所作。该书补充了《黄帝内经》的医学理论，尤其在独取寸口脉诊和针灸治疗方面有重大发展，并在三焦和命门学说、奇经八脉理论等方面有所创见，对后世各科的临床实践具有重要的指导意义。

（3）《伤寒杂病论》

继承《黄帝内经》《难经》的中医理论，倡导对外感疾病用六经辨证，对内伤杂病用脏腑辨证，确立了中医临床医学的辨证论治体系和理、法、方、药的运用原则，为临床医学的发展奠定了基础。该书后经晋代医家王叔和编撰整理成《伤寒论》与《金匮要略》两部书。

（4）《神农本草经》

该书系统地总结了汉代及汉以前药物学理论知识，收载药物365种，根据养生、治病和有毒无毒分为上、中、下三品，并根据功效分为寒、凉、温、热四性，以及酸、苦、甘、辛、咸五味，为中药学理论体系奠定了基础。

（三）中医学理论体系的发展

1. 魏晋隋唐时期——中医学理论体系趋于系统

这一时期中医药学理论体系得到充实，更趋系统，出现一批专门性著作（表0-2），特别是经络理论、脉学理论、病因病机学说、中药方剂等优势理论均有重大进展。

表0-2 魏晋隋唐时期的著名中医药学专著

著作名称	成书年代	作者	主要内容	重大贡献
《针灸甲乙经》	晋	皇甫谧	经络腧穴理论和针灸治疗	第一部针灸学专著
《脉经》	晋	王叔和	脉诊理论和实践	第一部脉学专著
《诸病源候论》	隋	巢元方	各科疾病的病源和症状	第一部病因病机证候学专书
《备急千金要方》	唐	孙思邈	医学理论和各科疾病	第一部中医学百科全书
《外台秘要》	唐	王焘	集唐以前医学之大成	唐以前的综合性方书
《新修本草》	唐	李勣等	载中药850种	世界最早的药典

2. 宋金元时期——中医药理论发展迅速，学术流派纷呈

这一时期中医理论和临床各科学、中药学、方剂学、针灸学等发展迅速，医药著作大量刊行，开始有国家组织编纂刊行的中医药学著作，并开始处方、成药、经络腧穴的规范化研究（表0-3）。

表0-3 宋金元时期的著名中医药学专著

著作名称	成书年代	作者	主要内容	重大贡献
《太平圣惠方》	宋	王怀隐等	16834首方剂	第一部国家组织编纂的方书
《和剂局方》	宋	陈师文等	800余首成方	第一部国家组织编纂的成药典籍
《铜人图经》	宋	王惟一	经络657个腧穴	针灸腧穴铜人教学模型
《小儿药证直诀》	宋	钱乙	小儿脏腑辨证治疗	著名的儿科学专著
《三因方》	宋	陈无择	病因三因学说	中医病因分类的创新

注：《和剂局方》全称《太平惠民和剂局方》。《三因方》全称《三因极一病证方论》。

另一特点是受儒学的影响，中医学出现了学术流派纷呈、各有建树的趋势，故有"儒之门户分于宋，医之门户分金元"之说。金元时期的刘完素、张从正、李东垣、朱丹溪等人，后人尊称为"金元四大家"，使中医理论和实践有突破和创新，对中医学的发展具有里程碑的作用（表0-4）。

表 0-4　金元四大家的代表作、主要学术观点及学术流派

代表著作	成书年代	作者	主要观点	重大贡献
《素问玄机原病式》	宋金	刘完素	火热为主的病机发挥	寒凉派的创立
《儒门事亲》	金	张从正	病由邪生，汗吐下法	攻邪派的创立
《脾胃论》	金	李杲	内伤脾胃，百病由生	补土派的创立
《格致余论》	元	朱震亨	阳常有余，阴常不足	滋阴派的创立

3. 明清时期——中医药理论更加完善和温病学说的创新

这一时期是中医药学术发展完善的重要时期，一是整理已有的医药学成就和临证经验，编撰了门类繁多的医学全书、类书和丛书，并对经典医籍进行注释等；二是在医学理论和方法上出现了具有重大意义的创新和发明（表0-5）。

表 0-5　明清时期中医药学集大成的著作

著作名称	成书年代	作者	主要内容	重大贡献
《本草纲目》	明	李时珍	中药学16部60类1892种	驰名中外的中药学巨著
《古今医统大全》	明	徐春甫	辑录230余部医籍	著名中医学全书
《证治准绳》	明	王肯堂	内、外、妇、儿、五官等各科方证	著名中医学丛书
《医部全录》	清	陈梦雷等	分类编排医学文献100余部	著名中医学类书
《医宗金鉴》	清	吴谦等	临床各科理法方药歌诀具备	太医院的中医学教科书

注：《医部全录》全称《古今图书集成·医部全录》。

明清之际，继承宋金元各家学派的医学理论，重视脾肾的温补学派兴起，为中医学理论特别是藏象学说的发展作出了新的贡献（表0-6）。

表 0-6　重视脾肾的温补学派的代表著作

著作名称	成书年代	作者	主要内容	重大贡献
《内科摘要》	明	薛己	注重脾肾，以肾为主	首次以内科命名的中医学著作
《医贯》	明	赵献可	注重命门之火	著名中医学著作
《医宗必读》	明	李中梓	脾肾为先后天之本	著名中医学著作
《景岳全书》	明	张介宾	注重温补，命门学说	著名中医学著作

明清时期，温病学说的发展是中医学外感热病理论的创新和重大突破。温病学说起源于《黄帝内经》，宋金时期刘完素的"火热论"及创立的寒凉派承前启后，至明清臻于成熟（表0-7）。

表0-7 温病学派的代表作、代表人物及主要学术观点

著作名称	成书年代	作者	主要内容	重大贡献
《温疫论》	明	吴有性	温疫病原为"戾气"	温病学说的先驱，创新戾气病原
《温热论》	清	叶桂	卫气营血辨证理论	创新中医学辨证方法
《湿热条辨》	清	薛雪	湿热病因证治	创新温病学说的病因理论
《温病条辨》	清	吴瑭	三焦辨证理论	创新中医学辨证方法

此外，清·王清任重视解剖，著有《医林改错》一书，改正古医书在人体解剖方面的错误，并发展了瘀血致病的理论及血瘀病证的治疗方法，对中医基础理论的发展亦有一定的贡献。

4. 近代和现代——中西医汇通学派和中医药现代化

近代（1840年以后），中医药学发展的特点之一是继续整理和汇总前人的学术成果，如20世纪30年代，曹炳章主编的《中国医学大成》为集古今中医学大成的巨著。

更为鲜明的特点是中西医汇通学派的创新，提倡既要坚持中医学之所长，又要学习西医学先进之处，从理论到临床，提出汇通中西医的观点（表0-8）。

表0-8 中西医汇通学派的代表人物和代表作

著作名称	成书年代	作者	主要内容	重大贡献
《中西汇通医经精义》	1892	唐宗海	中医理论兼西医解剖生理学印证	中西医汇通的提出者
《华洋藏象约纂》	1892	朱沛文	折衷中西，求同存异	著名中西医汇通专著
《医学衷中参西录》	1909—1924	张锡纯	吸取西说，发扬中医	著名中西医汇通专著
《群经见智录》	1922	恽树钰	西为中用，正确对待中医科学化	著名中西医汇通专著

现代（新中国成立后），国家制定了促进中医药学发展的政策，建立了几十所高等中医药院校，开展了博士后、博士、硕士等高层次人才培养，中医学、中药学等科学技术研究获得国家级重大项目资助，科技成果硕果累累。继承和创新是中医药学发展的永恒主题，中医药现代化和国际化成为发展趋势，并坚持中西医并重的方针，通过现代先进科技方法，使中医药学从理论和实践产生新的飞跃，具有当代科技水平。

二、中医学理论体系的基本特点

中医学理论体系的基本特点是整体观念和辨证论治。整体观念重在从宏观、系统思维来认识人体内外环境及其相互关系；辨证论治是中医临床诊断和治疗疾病的思维方法和过程。

（一）整体观念

整体观念是中医学认识人体自身以及人与环境之间联系性和统一性的学术思想。

整体即完整性和统一性。这一观念贯穿于中医学的生理、病理、诊法、辨证、养生及治疗等各个方面，在临床实践上具有重要的指导作用。

1. 人是一个有机的整体

（1）形态结构的整体观——以心为主宰，以五脏为中心

人体的形态结构包括五脏（心、肝、脾、肺、肾）、六腑（胆、胃、小肠、大肠、膀胱、三焦）、形体（筋、脉、肉、皮、骨）、官窍（目、舌、口、鼻、耳、前阴、后阴）等。人体是以心为主宰，以五脏为中心，配合六腑，联系形体官窍，再通过经络的联系沟通作用，构成有机的整体。

（2）生理功能的整体观——五脏一体观、形神一体观、生命物质和功能活动一体观

生理功能的整体性主要表现在三个方面：

其一，五脏一体观。以五脏为中心的脏腑、形体、官窍等功能活动，形成五脏系统。例如，心与小肠相表里，在体为脉，其华在面，开窍于舌，在液为汗，在志为喜。心、小肠、脉、面、舌、汗、喜等构成心系统，余脏类推。五脏系统协调平衡，生命活动才能正常进行。

其二，形神一体观。形，指人体的形体结构和物质基础；神，指包括精神意识思维活动在内的人体生命活动。形体物质是生命的基础，只有形体完备，才能产生正常的精神活动；而精神活动是生命的主宰，只有精神调畅，才能促进脏腑的生理功能。形神合一，相辅相成，生命活动才能旺盛。

其三，生命物质和功能活动一体观。气、血、精、津液是构成人体及维持人体生命活动的基本物质，而气、血、精、津液的生成、运行和输布等又要依赖有关脏腑的功能活动。生命物质和功能活动相辅相成，相互转化，维持人体的生命活动。

（3）病理变化的整体观——局部与整体、心理与躯体、疾病与传变

中医学从整体观念出发，注意局部与整体病变的相互影响。整体的病变也常反映于局部，局部的病变可影响到全身。心理变化、精神刺激可致气机失调，甚至躯体病变；脏腑病变可引起阴阳气血失调和精神活动改变。并且对疾病的发生、发展和变化重视分析疾病在脏与脏、腑与腑、脏与腑、脏腑与形体官窍之间的相互传变和相互影响。如情志抑郁可致肝的疏泄功能失常，也会影响脾胃的消化吸收功能，还可引起血液运行迟缓、水液代谢障碍等。

（4）诊断治疗的整体观——司外揣内，整体调治

整体审察是中医诊断的基本原则之一，诊察疾病的基本原理是"司外揣内""见微知著"，"视其外应，以知其内脏，则知所病"，通过观察分析五官、形体、色脉等外在的病理表现，了解和判断内在脏腑的病理变化，从而做出正确的诊断，如验舌、望面、察神、切脉等观察体表变化以测知内脏及全身功能活动的识病方法，就是整体观念在诊断上的体现。

中医学临床治疗，不是"头痛医头、脚痛医脚"，而是在整体观念指导下确定治则治法，如耳鸣耳聋治肾、肝病当先治脾等都是从整体着手，采用相应的整体调理方法。

2. 人与外环境的统一性

外环境包括自然环境和社会环境。人与外环境的统一性表现在人与自然环境的统一性和人与社会环境的统一性两方面。

（1）人与自然环境的统一性（天人一体观）——季节气候、月亮盈亏、昼夜晨昏、地域环境

人与自然环境的统一性，即"天人一体观"。中医学将人与自然息息相关、对自然的依存与适应关系称为"天人相应。"人禀天地之气而生，自然界赋予人类赖以生存的必要条件，如阳光、空气、水、土壤等。自然环境的变化，如寒暑更替、昼夜交接，或地域环境、工作环境的不同，人体受其影响也会相应的出现生理或病理上的改变。

①季节气候对人体的影响：万物顺应春温、夏热、秋凉、冬寒的季节变化规律而有春生、夏长、秋收、冬藏的生长变化过程，人体的生理活动也会随之进行适应性的调节。如天暑衣厚，则汗多而尿少；天寒衣薄，则尿多而汗少。脉应四时，则春弦、夏洪、秋毛（浮而轻涩）、冬石（沉）。当气候的剧烈变化超过了人体的适应和调节能力，就会发生疾病。常见的季节多发

病，如春季多风病，夏季多暑病，秋季多燥病，冬季多寒病等。还有些年老体弱或慢性病患者，因适应能力差，往往在气候剧变或季节交替之际而导致旧病复发或病情加重。

②月亮盈亏对人体的影响：月亮有盈亏虚实的变化，地球有海水潮汐的涨落，对生物也有一定影响，人体也是如此。月亮始生，则血气始精，卫气始行；月廓盈满，则血气充实；月廓虚空，则血气相对不足，故临床应当以天时而调血气。

③昼夜晨昏对人体的影响：《灵枢·顺气一日分为四时》说："朝则为春，日中为夏，日入为秋，夜半为冬。"白天人体的阳气多趋于表，脏腑的功能活动比较活跃，人体处于兴奋状态；夜晚阳气多趋于里，人就需要休息和睡眠。在病理上，一般疾病都有昼轻夜重的特点，可在一天之中出现"旦慧、昼安、夕加、夜甚"的病情变化规律。

④地域环境对人体的影响：东南地势平坦，气候温暖潮湿，人体腠理较疏松，体格多瘦弱；西北海拔较高，气候寒冷干燥，人体腠理较致密，体格多壮实。一旦易地而居，许多人会有"水土不服"。此外，地域水土等因素也会导致地方常见病，如瘿瘤、疟疾等，都具有地域性的特点。

（2）人与社会环境的统一性——生物-心理-社会医学模式

中医学认为，人与社会环境具有统一性的特点，早在《黄帝内经》时代就倡导社会医学的思想。良好的社会环境会使人精神振奋，勇于进取，有利于身心健康。然而，社会的变迁、安定与动荡，以及个人所在社会地位的转换、经济条件的变化、人际关系的干扰、日益激烈的社会竞争、过度紧张的生活节奏等都会使人长期处于压力、焦虑、忧郁、烦恼、气愤、恐惧等状态，危害身心健康，导致中风、胸痹、消渴、积聚等的发病率增高。近年，社会环境因素所带来的心理问题，以及其产生的心身疾病越来越引起医学界的关注和重视。1977年，美国纽约州罗彻斯特精神病学和内科学教授恩格尔（G. L. Engel）提出了"生物-心理-社会医学模式"，可见，人不仅是生物人、自然人，更是社会人，医学研究必须重视社会环境对人的影响。

（二）辨证论治

辨证论治是中医学认识疾病和治疗疾病的基本原则。辨证即诊断疾病的过程；论治则是治疗疾病的过程。

1. 辨证论治与症、证、病

（1）辨证论治的基本概念

辨证论治是中医学诊治疾病的基本理论与思维方法，是根据中医理论分析四诊获得的临床资料，明确病变本质，拟定治则治法。

辨证是论治的依据和前提，论治是检验辨证正确与否的手段和方法。辨证论治不仅是中医学理论体系与临床诊治疾病相结合的过程，也贯穿在养生、预防、康复实践的过程。

辨证论治的关键在于"证"要辨别准确，这样才能正确治疗。辨证的"证"与"症""病"的概念不同。

（2）症、证、病的基本概念

症，即症状，是机体发病而表现出来的异常状态，包括患者自身的各种异常感觉与医者所感知的各种异常表现。如恶寒发热、恶心呕吐、烦躁易怒、舌苔、脉象等。

证，是疾病过程中一定阶段的病位、病因、病性、病势及机体抗病能力的强弱等本质有机联系的反应状态，表现为临床可被观察到的症状等。例如，患者出现食少、腹胀、便溏、倦怠、舌淡苔白、脉缓等临床表现，通过诊察分析，诊断为"脾虚证。"

病，即疾病的简称，是指有特定的致病因素、发病规律和病理演变的一个完整的异常病理过程，常常有较固定的临床症状和体征、诊断要点、与相似疾病的鉴别点等。例如，胸痹、消渴等。

病、证、症三者既有联系又有区别，病的重点是全过程，证的重点是疾病过程中的某一阶段，症则是构成病和证的基本要素。

2. 辨证论治的临床运用

辨证论治在临床中的运用是辩证地看待病与证的关系，既存在一种病可出现多种证候的"同病异证"，也存在不同的病出现相同性质的证候的"异病同证"，因而在诊治疾病时就有"同病异治"和"异病同治"两种方法。

（1）同病异治

指同一种病，由于发病的时间、地域不同，或所处的疾病的阶段或类型不同，或患者的体质有异，所反映出的证则不同，治疗上也存在差异。如麻疹病在不同的疾病阶段表现为不同的证，故治法各异，初期当解表透疹，中期当清肺热，后期当滋养肺阴胃阴等。

（2）异病同治

指几种不同的疾病，在其发展变化过程中由于出现了性质相同的证，因而采用相同的治法和方药。如胃下垂、肾下垂、子宫脱垂、脱肛等不同的病变，在其发展变化过程中，可能出现"中气下陷"的相同证，故皆可用补益中气的治法来治疗。

此外，对于疾病比较单纯的情况，中医学则以专药、专方治疗专病，如用常山、青蒿治疗疟疾，用大黄牡丹汤治疗肠痈等。临床上，也有辨证与辨病相结合的趋势，即在辨证的同时，再结合疾病自身的病机特点进行诊治，这样可以获得很好的疗效。

总之，中医治病更注重的是证的异同，其次才是病的异同。所谓"证同治亦同，证异治亦异"，这是辨证论治的精神实质。

【思考题】

1. 中医学理论体系形成的标志是什么？
2. 简述金元四大家的代表作、主要学术观点及学术流派。
3. 如何理解整体观念？举例说明。
4. 简述病、证、症的概念及其相互关系。
5. 简述辨证论治的基本概念及其应用。

第一章　中医学的哲学基础

【知识目标】

1. 掌握精、气的基本概念和精气学说的基本内容。

2. 掌握阴阳的基本概念和阴阳学说的基本内容。

3. 掌握五行的基本概念和五行学说的基本内容。

4. 熟悉阴阳的特性和归类。

5. 熟悉五行的特性、五行属性归类的依据及方法。

6. 了解精气学说、阴阳学说和五行学说在中医学中的应用。

【能力目标】

掌握精气学说、阴阳学说和五行学说的基本内容。

精气学说、阴阳学说和五行学说是对中医学形成和发展最有影响的古代哲学思想，它们与中医学自身的理论和经验相融合，用以阐释人体的形态结构、生命的变化过程、疾病的病因病机，以及诊断、防治方法，成为中医学理论体系的重要组成部分，孕育了中医学不同于西方科学的独特思维方式。

第一节　精气学说

一、古代哲学精、气的基本概念

（一）精的基本概念

古代哲学认为，精是气之精粹者，是构成天地万物和人的物质基础。《道德经·二十一章》指出："道之为物……窈兮冥兮，其中有精；其精甚真，其中有信。"认为精是"道"的内核，这是文献中最早对精概念的记载。《周易》《管子》《吕氏春秋》《淮南子》和《论衡》等书籍中也载有精或精气的内容。

精概念的产生，源于"水地说"。古人通过观察，认识到自然界万物产生于水或土地，并依靠二者的滋养培育而生长变化，因此把水和地并列为万物生长之本原。由于水即天地之精，故此在"水地说"的基础上引申出"精"的概念，嬗变为精为万物之源。

精概念的形成，得到了中医学有关人类生命繁衍之精认识的启发。中医学中男女两性之精结合而成胚胎的理论，被推理为雌雄两性之精结合而生万物，进一步引申为天地阴阳精气相合而万物化生，把具体的生殖之精抽象为无形的天地精气。

古代哲学对精概念的理解，经历了由有形到无形、由实到虚的认识过程，最终将精的概念规定为宇宙之中无形的、运动的、极其精微的客观实在，是构成宇宙万物的本原。

（二）气的基本概念

古代哲学认为，气指构成宇宙万物的最根本的物质实体，又称精气、元气、太虚等。

气概念的产生，源于"云气说"。《说文》指出："气，云气也。象形。"气的最初含义为空中飘动的云彩和大气的流动，之后被进一步抽象而发展为气的一般概念，即气是无形而运动不息的极细微物质，是万物生成的本原。《道德经》《国语》《荀子》和《管子》等书籍提出了关于气的不同概念，如冲气、阴阳之气、天地之气和精气等。随着历史的发展，这些概念被两汉时期的"元气说"所同化，认为元气是宇宙的本原，是构成宇宙万物最基本的、最原始的物质。其后，唐、宋、明、清的哲学家几乎言必称气，肯定气是构成万物的实体，并发展为"元气一元论"，使气成为中国古代哲学的最高范畴。

二、精气学说的基本内容

精气学说认为，宇宙是一个万物相通的有机整体，精气是宇宙的本原；人类也由精气构成；精气自身的运动和变化，推动着宇宙万物的发生发展和变化（表 1-1）。

表 1-1 精气学说的基本内容

内　容	理解要点
精气是构成宇宙的本原	①宇宙中的一切事物都由精气构成，精或气的自身运动产生了万物，精气是构成天地万物的原始物质 ②精气生万物的机理为天地之气交感，阴阳二气合和 ③精气的存在方式分为"无形"和"有形"两种。无形之精气处于弥散而运动的状态，是精气的基本存在方式；有形之精气处于凝聚而稳定的状态
精气的运动与变化	①气的运动称为气机，主要有升、降、聚、散等形式。升与降、聚与散在对立的基础上保持协调平衡关系 ②气的运动产生宇宙各种变化的过程称为气化。气化的形式主要有四种：气与形之间转化，即气生形或形化气；形与形之间转化；气与气之间转化；有形之体自身的更新变化
精气是天地万物相互联系的中介	①精气维系着万物之间的相互联系。即《庄子·天下》所说的"天地一体"观 ②精气使万物互相感应。通过精气的中介作用，宇宙万物得以相互影响、相互作用，从而形成有机的整体；人类的活动也与天地万物的变化息息相通、时时相应
天地精气化生为人	①人类由天地阴阳精气交感聚合而化生，人死则复散为气 ②人的精神活动由气中的精粹部分化生 ③人的生死过程是气的聚散过程

三、精气学说在中医学中的应用

古代哲学中的精气学说奠基于先秦两汉时期，正值中医学理论体系的形成阶段。精气学说理论渗透进中医理论体系之中，对中医学整体观念和精气生命理论的构建产生了深刻的影响，被广泛地应用于阐明天人合一理念、说明人体结构功能、解析人体生命特征和构筑病机理论框架等方面（表 1-2）。

表 1-2 精气学说在中医学中的应用

内　容	理解要点
中医学整体观念的构建	精气的概念涵盖了自然、社会和人类的各个层面，构建了中医学表达人体自身完整性以及与自然、社会、环境统一性的整体观念
中医学精气生命理论的构建	①启发了中医学精气学说的建立。古代哲学认为精是宇宙万物的本原，中医学认为精不仅化生了人体的脏腑形体和官窍，也化生了推动和调控人体生命活动的气与神 ②影响了中医学气理论的形成。古代哲学认为气是宇宙万物发生、发展、变化的动力，中医学认为气是人体生命活动的动力；"元气一元论"是中医学"气本一气说"形成的基础

附：精气学说在美容医学中的应用

中医学认为精不仅化生了人体的脏腑形体和官窍，也化生了推动和调控人体生命活动的气与神。因此，充足的精气不仅可以使人形体健美，五官端正，也可以促进新陈代谢，使身体获得充足的营养，表现为身心健康，肌肤光泽饱满，面色红润，反应迅捷，具有良好的社会适应力和自我调节能力。

第二节　阴阳学说

阴阳学说，是研究阴阳的内涵及其运动变化规律，并用以解释宇宙万物万象的发生、发展和变化的哲学理论。阴阳学说渗透到中医学领域，成为中医学理论体系的重要组成部分，用来阐释人体的生命活动，分析疾病的病因病机，指导疾病的预防和诊治，形成了中医学特有的认识论和方法论。

一、阴阳的概念

（一）阴阳的基本概念

阴阳，是对自然界相互关联的某些事物或现象对立双方属性的概括。正如《类经·阴阳类》所说："阴阳者，一分为二也。"

阴阳的最早记载见于甲骨文。《说文》提到"阴，暗也。水之南，山之北也"。"阳，高明也"，说明阴阳最初的含义指日光的向背而言。背向日光、晦暗者为阴，面向日光、明亮者则为阳。随着古人观察面的扩展，阴阳的含义得到了不断引申。如向日光处温暖、活跃，背日光处寒冷、静止，于是古人就以温热、寒冷、运动、静止、光明和黑暗来分阴阳，进而把自然界所有的事物和现象都划分为阴与阳两个方面。此时，阴阳便成为概括自然界具有对立属性的事物和现象双方的抽象概念。

阴阳的概念大致形成于西周时期，《诗经·大雅》中有"既景乃冈，相其阴阳，观其流泉"的叙述。春秋战国时期，作为哲学理论的阴阳学说逐渐形成，古代哲学家用其解释自然现象、社会政治以及伦理道德等，如《国语·周语》记载了伯阳父应用阴阳学说解释地震的发生："阳伏而不能出，阴迫而不能烝，于是有地震。"老子《道德经》说："万物负阴而抱阳，冲气以为和。"认为阴阳相互作用所产生的冲和之气是事物发生、发展、变化的根本推动力量。《周易·系辞上》指出"一阴一阳之谓道"，把阴阳的存在及其运动变化视为宇宙的基本规律。

与此同时，阴阳学说也被应用于医学理论，用以说明人体的形态结构、生理功能、病因病机、疾病防治和养生保健等，成为中医学重要的思维方法之一。

（二）事物的阴阳属性

1. 阴阳属性的划分依据

阴阳，既可以表示相互对立的事物或现象，如天与地、日与月、水与火等；也可以表示同一事物或现象内部对立的两个方面，如寒与热、动与静、升与降、明与暗等。一般而言，属于阳者具有运动的、外向的、上升的、弥散的、温热的、明亮的、兴奋的特质；属于阴者具有相对静止的、内向的、下降的、凝聚的、寒冷的、晦暗的、抑制的特质。如以天地划分阴阳，则天在上、气清轻属阳，地在下、气重浊属阴；如以日月划分阴阳，则太阳温暖明亮见于白昼而属阳，月亮寒凉晦暗见于黑夜而属阴。

寒热、动静、明暗是阴阳的标志性属性。《素问·阴阳应象大论》说："水火者，阴阳之征兆也。"说明水与火这一对事物因具备了寒热、动静、明暗的特点，而成为阴阳属性的标志性事物。

中医学引入了阴阳的相对属性，将位于人体内部、上部的和具有外向、弥散、推动、温煦、兴奋、升举等特性的事物及现象统属于阳，将位于人体外部、下部的和具有内守、凝聚、宁静、凉润、抑制、沉降等特性的事物和现象统属于阴。如脏在内属阴，腑在外属阳；精宁静属阴，气运动属阳；营气内守属阴，卫气外向属阳；寒凉性病证属阴，温热性病证属阳，等等。

2. 阴阳属性的绝对性与相对性

事物的阴阳属性既有绝对性的一面，也有相对性的一面。如果事物的总体属性不改变，或者比较的对象和层次没有改变，那么其阴阳属性是固定不变的。事物阴阳属性的绝对性主要表现为其属阴或属阳的不可变性，即不可反称性。如水属阴，火属阳，它们之间的阴阳属性一般是固定不变的。

如果事物的总体属性发生了改变，或者比较的对象和层次变化了，那么其阴阳属性也随之改变，因此，事物的阴阳属性在某种意义上来说又是相对的。事物阴阳属性的相对性，主要表现为阴阳属性的互相转化、阴阳之中复有阴阳和比较对象不同三个方面（表1-3）。

表1-3　　事物阴阳属性的相对性

内　容	理解要点
阴阳属性互相转化	事物的阴阳属性在一定条件下可以发生互相转化。阴可以转化为阳，如属阴的寒证在一定条件下转化为属阳的热证；阳也可以转化为阴，如属阳的热证在一定条件下转化为属阴的寒证
阴阳之中复有阴阳	阴和阳的任何一方都可以再分阴阳，即阴中有阳，阳中有阴。如昼为阳，而上午为阳中之阳，下午为阳中之阴；夜为阴，前半夜为阴中之阴，后半夜为阴中之阳。五脏为阴，心、肺位于上部而为阴中之阳，肝、脾、肾位于下部而为阴中之阴
比较对象不同	事物的阴阳属性具有相对性，如果比较的对象不同，那么其阴阳属性也可以发生改变。如春天与冬天比较属阳，与夏天比较则属阴

3. 事物阴阳属性的划分方法

事物阴阳属性的划分有阴阳两分法和阴阳三分法两种。阴阳的两分法，主要用以阐释一年四季的气候变化，构建四时五脏体系，如昼夜时段和一年四季的划分。阴阳的三分法，主要用以表示经脉的阴阳属性和阐释伤寒病的六经辨证体系，如将一阴分为太阴、少阴、厥阴之三阴，将一阳分为太阳、阳明、少阳之三阳。

二、阴阳学说的基本内容

阴阳学说的基本内容可以概括为阴阳对立制约、阴阳互根互用、阴阳交感与互藏、阴阳消长、阴阳转化和阴阳自和与平衡六个方面。

（一）阴阳对立制约

阴阳对立制约，指阴阳双方的互相排斥、互相斗争和互相制约。

阴阳学说认为，凡是用阴阳来代表或说明的事物或现象的双方，存在着互为相反、互相排斥和互相制约的关系，如温热可以制约寒冷，寒冷也可以制约温热。阴阳双方对立制约的结果使事物取得了动态平衡，使阴阳的任何一方既无太过，也无不及。自然界中表现为四季气候寒热温凉之正常变化，在人体使生命活动健康有序，即《素问·生气通天论》所谓"阴平阳秘，精神乃治"。如果阴阳对立关系失常，就会出现阴阳之间的平衡失调。自然界会出现气候异常、生态失衡等现象，人体则会发生各种病变，即《素问·阴阳应象大论》所谓"阴胜则阳病，阳胜则阴病"。

中医学利用阴阳对立制约的规律来指导疾病的治疗，以恢复阴阳平衡，如中医学有"热者寒之""寒者热之""高者抑之"和"下者举之"的治疗方法。

（二）阴阳互根互用

1. 阴阳互根

阴阳互根，指阴阳双方相互依存、互为根本的关系。

互根为阴阳的双方中，每一方都以对方的存在作为自身存在的前提和条件，不能脱离对方而单独存在。如上为阳，下为阴，没有上就无所谓下，没有下也无所谓上；热为阳，寒为阴，没有热就无所谓寒，没有寒也就无所谓热。因此说，阳依存于阴，阴依存于阳，双方密不可分，中医学称之为"互根"。

2. 阴阳互用

阴阳互用，指阴阳双方具有相互资生、促进和助长的关系。

由于阴阳相互依存和蕴含，因此又可以进一步相互滋生和促进，即《素问·阴阳应象大论》所谓"阴在内，阳之守也；阳在外，阴之使也。"如气属阳，血属阴，气能生血，血亦能生气，气血之间能够相互滋生。

如果阴阳互根的关系遭到破坏，就会导致"独阴不生，独阳不生"（《春秋繁露》），甚至"阴阳离决，精气乃绝"（《素问·生气通天论》）而死亡。若果人体阴阳互根互用关系失常，就会出现"阳损及阴"或"阴损及阳"的病理变化。

（三）阴阳交感与互藏

1. 阴阳交感

阴阳交感，又称阴阳相错，指阴阳二气在运动中相互感应而交合的过程。

阴阳交感是宇宙万物化生的根源和动力。《周易·咸象》指出："咸，感也。柔上而刚下，二气感应以相与……天地感而万物化生。"如天为阳，地为阴，天之阳气下降，地之阴气上升，天地阴阳二气高下相召，升降相因，从而形成云雾、雷电和雨露等变化；男为阳，女为阴，两性阴阳之精交合，才能诞生新的生命。

2. 阴阳互藏

阴阳互藏，指相互对立的阴阳双方中的任何一方都包含着另一方，即阴中有阳，阳中有阴。

阴阳互藏是阴阳交感的动力基础。《素问·阴阳应象大论》说"地气上为云，天气下为雨"，说明天为地气升腾所形成，阳中蕴涵有阴；地为天气下降所形成，阴中蕴涵有阳；天地阴阳二气交感相错的内在动力机制在于阴阳互藏。

此外，阴阳互藏也是阴阳消长与转化的内在根据。阴中寓阳，才有转化为阳的可能性；阳中藏阴，才有转化为阴的可能性。

（四）阴阳消长

阴阳消长，指对立互根的阴阳双方处于不断地增长和消减的变化之中。阴阳双方在彼此消长的运动过程中保持着动态平衡。

阴阳消长是阴阳运动变化的形式之一。其根本原因是阴阳之间存在着对立制约与互根互用的关系。阴阳消长的变化主要表现为阴阳互为消长和阴阳同消同长两个方面。

1. 阴阳互为消长

阴阳的互为消长，指阴阳双方在对立制约的过程中出现的某一方增长而另一方消减，或某一方消减而另一方增长的互为消长的变化。前者称为此长彼消，表现为阴长阳消或阳长阴消；后者称为此消彼长，表现为阴消阳长或阳消阴长。以四时气候变化而言，从冬至春夏，气候逐渐从寒冷变为温暖，这是"阳长阴消"的过程；从夏至秋冬，气候逐渐从温热变为寒凉，这是"阴长阳消"的过程。中医学认为，"天人合一"，因此人体阴阳之气的消长变化与自然界相一致，也具有周期性的生理活动。

2. 阴阳同消同长

阴阳的同消同长，指阴阳双方互根互用的过程中出现的某一方增长而另一方随之增长，或某一方消减而另一方随之消减的变化。前者称为此长彼亦长，表现为阴随阳长或阳随阴长；后者称为此消彼亦消，表现为阴随阳消或阳随阴消。同样以四季气候变化为例，春夏气温逐渐升高而降雨量逐渐增多，说明阴阳皆长；秋冬气温逐渐下降而降雨量逐渐减少，说明阴阳皆消。另外，在人体之中，气为阳，血为阴。生理状态下，气能生血，血能养气，此即阴随阳长或阳随阴长；病理状态下，气虚可导致血虚，血虚也可引起气虚,此即阴随阳消或阳随阴消。临床常用的补气生血、补血养气法即为此长彼亦长理论的具体应用。

阴阳的消长变化,反映了事物之间对立制约和互根互用关系的协调平衡,在自然界可表现为气候的正常变化,在人体可表现为生命活动的协调有序。如果由于某种原因导致阴阳消长的运动变化失调,自然界就会表现为异常的气候变化,在人体表现为疾病的发生,如"阴胜则阳病""阳胜则阴病""阴虚阳亢""阳虚阴盛"的互为消长,或"精气两虚""气血两虚"的阴阳皆消。

(五)阴阳转化

阴阳转化,指事物的总体属性在一定条件下可以向其相反的方向转化,即阴可以转化为阳,阳可以转化为阴。

阴阳转化是阴阳运动的又一种基本形式。阴阳双方的消长运动发展到一定阶段,其阴与阳的比例出现了颠倒,则该事物的属性即发生转化,因此说转化是消长的结果。比如一年四季气候的变化中,属阳的夏天可以转化为属阴的冬天,属阴的冬天也可以转化为属阳的夏天。

中医学用"重阴必阳、重阳必阴""寒极生热、热极生寒"(《素问·阴阳应象大论》)和"物生谓之化,物极谓之变"(《素问·天元纪大论》)来阐释阴阳转化的机理。所谓"物生谓之化",指事物由小到大的发展阶段;所谓"物极谓之变",指事物发展到极点,由盛到衰,向其相反的方面转化的阶段。在疾病的发展过程中,阴阳转化常常表现为在一定条件下,阴证与阳证、寒证与热证的互相转化。如邪热壅肺的病人,表现为高热、面红、咳喘、烦躁、脉数有力等,属于阳证、热证;但由于热毒极盛,耗伤正气,可致正不敌邪,突然出现面色苍白、四肢厥冷、精神萎靡、脉微欲绝等一派阴寒危象,属于阴证、寒证。可见,任何事物在发展过程中都存在着物极必反的规律,"重""极""甚"则是阴阳转化的必备条件。

阴阳的相互转化,既可以表现为渐变的形式,又可以表现为突变的形式。比如一年之中的寒暑交替,一天之中的昼夜转化等属于"渐变"的形式;而夏季骤冷和冬季暴热的气候突变,或者急性热病中由高热突然出现体温下降、四肢厥冷等,则属于"突变"的形式。

（六）阴阳自和与平衡

1. 阴阳自和

阴阳自和，是指阴阳双方自动维持和恢复其协调平衡状态的能力和趋势。

阴阳自和的概念，脱胎于中国古代哲学中"阴阳贵和"的思想。阴阳合和，万物自生，这是中国古代哲学的重要观点。

阴阳自和是阴阳的本性，是阴阳双方自动地向最佳目标的发展和运动，是维持事物或现象协调发展的内在机制，是阴阳的深层次运动规律。中医学运用阴阳自和的理论揭示人体疾病自愈的内在变化机制，用以阐明人体内的阴阳二气具有自身调节的能力。

2. 阴阳平衡

阴阳平衡，指阴阳双方在相互斗争和相互作用中处于大体均势的状态，即阴阳协调相对稳定状态。

阴阳之间的平衡，是动态的常阈平衡，即阴阳双方的比例是不断变化的，但又稳定在正常限度之内，是动态的均势，而非绝对的静态平衡。维持其平衡状态的机制是建立在阴阳双方对立制约与互根互用基础上的在一定限度内的消长和转化运动。阴阳平衡在自然界表现为气候的正常变化、四时寒暑的正常更替；在人体则表现为生命活动的稳定、有序和协调。

三、阴阳学说在中医学中的应用

阴阳学说贯穿于中医学理论体系的各个方面，用来说明人体的组织结构、生理功能、病理变化，并指导养生保健和疾病的诊治。

（一）说明人体的组织结构

人体是一个有机整体。组成人体的所有脏腑、经络、形体组织，既是有机联系的，又都可以根据其所在部位、功能特点划分为相互对立的阴阳两部分（表1-4）。

表1-4　人体组织结构的阴阳属性

内　容	理解要点
脏腑形体的阴阳属性	①上部为阳，下部为阴；体表属阳，体内属阴；背为阳，腹为阴；四肢外侧为阳，四肢内侧为阴；五脏为阴，六腑为阳 ②五脏的阴阳属性：心为阳中之阳，肺为阳中之阴，肝为阴中之阳，肾为阴中之阴，脾为阴中之至阴
经络系统的阴阳属性	属腑而行于肢体外侧面的为阳经，属脏而行于肢体内侧面的为阴经

（二）概括人体的生理功能

对于人体的生理活动，无论是生命活动的整体还是其各个部分，都可以用阴阳来概括说明。精气分阴阳，精藏于脏腑之中，主内守而属阴；气由精所化，运行于全身而属阳。气又分为阴气与阳气。阴气主凉润、宁静、抑制、沉降，阳气主温煦、推动、兴奋、升发。正是由于阴阳二气的升降出入运动，推动和维持着人的生命活动；也正是阴阳二气升降出入协调平衡，才推动和维持各种生理活动的正常进行。

（三）阐释人体的病理变化（表1-5）

表1-5　阴阳学说在阐释人体病理变化中的应用

内　容	理解要点
分析病因的阴阳属性	病邪可以分为阴、阳两大类。六淫属阳邪，饮食居处、情志失调等属阴邪。六淫之中，风邪、暑邪、火（热）邪为阳，寒邪、湿邪为阴
分析病理变化的基本规律	阴阳失调是疾病的基本病机之一
①阴阳偏盛——"邪盛则实"的实热证和实寒证	①阳胜则热，阳胜则阴病：阳邪侵犯人体，或机体阳气亢盛所致的一类病证。阳气的特性是热，可出现高热、烦躁、面赤、脉数等"阳胜则热"的热证。阳能制约阴，故阳胜时要消耗和制约机体的阴气，致使津液减少，而出现脏腑、组织、器官失于滋润而干燥的表现，即所谓"阳胜则阴病" ②阴胜则寒，阴胜则阳病：阴邪侵犯人体，使阴气亢盛所致的一类病证。阴气的特性是寒，可出现面白形寒、脘腹冷痛、泻下清稀、舌质淡苔白、脉沉迟或沉紧等"阴胜则寒"的寒证。阴能制约阳，故阴胜时会损耗和制约机体的阳气，导致其虚衰，而出现肢冷、蜷缩、脉迟伏或微细欲绝等"阴盛伤阳"或"阴盛阳衰"之症，即所谓"阴胜则阳病"

续表

内 容	理解要点
②阴阳偏衰——"精气夺则虚"的虚热证和虚寒证	①阳虚则寒：阳虚不能制阴，阴气相对偏盛而出现寒象，如面色苍白、畏寒肢冷、神疲倦卧、自汗脉微等虚寒征象 ②阴虚则热：阴虚不能制阳，阳气相对偏亢而出现热象，如潮热、盗汗、五心烦热、口干舌燥、脉细数等虚热征象
③阴阳互损	阴阳偏衰到一定程度时，会出现"阴损及阳""阳损及阴"的阴阳互损的情况。阳损及阴或阴损及阳，最终都可导致"阴阳两虚"

（四）用于疾病的诊断（表1-6）

表1-6 阴阳学说在疾病诊断中的应用

内 容	理解要点
分析四诊资料	①望诊：色泽鲜明为病属于阳；色泽晦暗为病属于阴 ②闻诊：语声高亢洪亮、多言而躁动者为阳；语声低微无力、少言而沉静者为阴。呼吸微弱属阴；呼吸有力属阳 ③问诊：躁动不安属阳，倦卧静默属阴；身热恶热属阳，身寒喜暖属阴 ④切诊：寸为阳，尺为阴；至者为阳，去者为阴；数者为阳，迟者为阴；浮大洪滑为阳，沉涩细小为阴
概括病证	表证、热证、实证属阳；里证、寒证、虚证属阴

（五）用于疾病的防治（表1-7）

表1-7 阴阳学说在疾病防治中的应用

内 容	理解要点
指导养生	依据"春夏养阳，秋冬养阴"的原则，对阳虚阴盛体质者，夏用温热之药预培其阳；对阴虚阳亢体质者，冬用凉润之品预养其阴。此即所谓"冬病夏治""夏病冬养"之法
确定治疗原则	①实则泻之。对阴阳偏盛的实证要损其有余，兼顾不足。实热证用"热者寒之"的治疗方法；实寒证用"寒者热之"的治疗方法。若在阳盛或阴盛的同时，由于"阳胜则阴病"或"阴胜则阳病"而出现阴虚或阳虚时，则当于"实者泻之"之中配以滋阴或助阳之品 ②虚则补之。对阴阳偏衰的虚证，要补其不足。虚热证当"阳病治阴"，滋阴以制阳，即"壮水之主，以制阳光"。虚寒证当"阴病治阳"，扶阳以抑阴，即"益火之源，以消阴翳" ③阴阳双补：阴阳互损导致阴阳两虚，则采用阴阳双补的治疗原则
分析和归纳药物的性能	寒、凉属阴，温、热属阳；酸、苦、咸属阴，辛、甘（淡）属阳；沉、降属阴，升、浮属阳

附：阴阳学说在美容医学中的应用

中医学认为，损容性疾病的发生与阴阳失调密切相关，因此，调整阴阳是治疗损容性疾病的基本治疗原则。例如，痤疮、酒渣鼻等病证属阳热之邪为患的，可以用寒凉药物以泻其热，即"热者寒之"；对于黄褐斑等因阳虚血瘀而致的疾病，可以用温热药以散寒化斑，即"寒者热之"。

第三节　五行学说

五行学说是研究木、火、土、金、水五行的概念、特性、生克制化乘侮规律，并用以阐释宇宙万物的发生、发展、变化及相互关系的一种古代哲学思想，属于中国古代唯物论和辩证法范畴。

一、五行的概念

（一）五行的基本概念

五行，即木、火、土、金、水五种物质及其运动变化。

五行最初的含义与"五材"有关，是指木、火、土、金、水五种基本物质或基本元素。《尚书正义》说："水火者，百姓之所饮食也；金木者，百姓之所兴作也；土者，万物之所资生，是为人用。"人类在生产和生活中，经常接触木、火、土、金、水这五种物质，并且认识到它们之间相互作用可以产生出新的事物，即《国语·郑语》所谓："以土与金、木、水、火杂，以成百物。"

《尚书》最早提到了"五行"一词，并对五行的特性从哲学高度作了抽象概括，指出："五行，一曰水，二曰火，三曰木，四曰金，五曰土。水曰润下，火曰炎上，木曰曲直，金曰从革，土爰稼穑。"古人运用抽象出来的五行特性，采用取类比象和推演络绎的方法，将自然界中的各种事物和现象分归为五类，并以五行"相生""相克"的关系来解释各种事物和现象发生、发展、变化的规律。因此，五行学说是以木、火、土、金、水五种物质的特性及其相生、相克规律来认识世界、解释世界和探求宇宙变化规律的一种世界观和方法论。

五行学说作为一种思维方法贯穿于中医学理论体系的各个方面，用来说

明人体的生理病理，指导疾病的诊断和治疗，成为中医学理论体系中不可或
缺的重要组成部分。

（二）五行的特性（表1-8）

表1-8　五行的特性

内　　容	理解要点
木曰曲直	树木的枝条具有生长、柔和、能屈又能伸的特性。凡具有生长、升发、条达、舒畅等性质或作用的事物和现象，归属于木
火曰炎上	火具有炎热、上升、光明的特性。凡具有温热、上升、光明等性质或作用的事物和现象，归属于火
土爰稼穑	稼穑，泛指人类种植和收获谷物的农事活动。凡具有生化、承载、受纳性质或作用的事物和现象，归属于土
金曰从革	金有刚柔相济之性。凡具有沉降、肃杀、收敛等性质或作用的事物和现象，归属于金
水曰润下	水具有滋润、下行的特性。凡具有滋润、下行、寒凉、闭藏等性质或作用的事物和现象，归属于水

（三）事物和现象的五行归类

五行学说依据五行各自的特性，运用取象类比、演绎推理和归纳推理等
逻辑方法，对自然界的各种事物和现象进行归类，从而构建了五行系统。

中医学在天人相应思想的指导下，以五行为前提，建立起包括空间结
构、时间结构、人体结构在内的基本框架，根据自然界事物现象以及人体生
理病理现象的五行属性进行归纳，将人体的生命活动与自然界的事物或现象
联系起来，形成了五行结构系统，用以说明人体以及人与自然环境的统一
（表1-9）。

表1-9　五行归类表

五音	五味	五色	五气	五化	五方	五季	（自然-五行-人体）	五脏	五腑	五官	五体	五志	五声	五脉
角	酸	青	风	生	东	春	木	肝	胆	目	筋	怒	呼	弦
徵	苦	赤	暑	长	南	夏	火	心	小肠	舌	脉	喜	笑	洪
宫	甘	黄	湿	化	中	长夏	土	脾	胃	口	肉	思	歌	缓
商	辛	白	燥	收	西	秋	金	肺	大肠	鼻	皮	悲	哭	浮
羽	咸	黑	寒	藏	北	冬	水	肾	膀胱	耳	骨	恐	呻	沉

二、五行学说的基本内容

五行学说有两种结构模式，一种是五行对等的"生克五行"模式，另一种是以土为中心的"中土五行"模式，本教材主要讨论生克五行模式的相关内容。

生克五行模式，指木、火、土、金、水五行之间具有对等的既递相滋生又相间克制的关系。其基本内容包括五行相生、相克、制化、相乘、相侮以及母子相及等。

（一）五行相生

五行相生，指木、火、土、金、水之间存在着有序的递相资生、助长和促进的关系。

五行相生的次序为：木生火，火生土，土生金，金生水，水生木。在五行相生关系中，任何一行都具有"生我"和"我生"的双向关系，即《难经》所说的母子关系。其中，"生我"者为母，"我生"者为子。以火为例，由于木生火，故木为火之母；由于火生土，故土为火之子。

（二）五行相克

五行相克，指木、火、土、金、水之间存在着有序的递相克制、制约的关系。

五行相克的次序是：木克土、土克水、水克火、火克金、金克木。在五行相克关系中，任何一行都具有"克我"和"我克"的双向关系，即《黄帝内经》所说的"所胜""所不胜"关系。其中，"克我"者为"所不胜"，"我克"者为"所胜"。以木为例，由于木克土，故我克者为土，土为木之所胜；由于金克木，故克我者为金，金为木之所不胜（图1-1）。

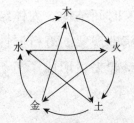

图1-1 五行生克示意图

（三）五行制化

五行制化，是指五行之间既相互资生，又相互制约，维持平衡协调，推动事物间稳定有序的变化与发展。

五行制化，源于"亢则害，承乃制，制则生化"（《素问·六微旨大论》）之论，明代张介宾《类经图翼·运气上》说："盖造化之机，不可无生，亦不可无制。无生则发育无由，无制则亢而为害。"说明五行的生克是不可分割的两个方面，必须生中有克，克中有生，相反相成，才能维持事物间的平衡协调，促进稳定、有序的变化与发展。

五行制化的规律是：五行中一行亢盛时，必然随之得以制约，以防止亢而为害。以火为例，正常状态下，或受到水的制约，即"水克火"，但是"火生土，土克水"使水对火的制约作用不会发生太过或亢盛而导致的衰弱；同时，"木生火"，火能够受到木的滋生和促进而增强对水的克制，抑制或削弱水对木的助长，结果，木生火的作用不会太过或亢盛而确保火不会发生偏亢。

（四）五行相乘

五行相乘，指五行中一行对其所胜一行的过度制约或克制。

相乘的次序与相克相同，即木乘土，土乘水，水乘火，火乘金，金乘木。

引起五行相乘的原因有太过和不及两种情况。

太过导致的相乘，是由于五行中的某一行过于亢盛，对其所胜一行过度克制，引起其所胜行的虚弱，从而导致五行之间的协调关系失常。以木克土为例，正常情况下，土为木之所胜。若木气过于亢盛，对土过度克制，易造成土的虚弱或不足，即"木旺乘土"。

不及所致的相乘，指五行中某一行过于虚弱，难以承受其所不胜行的正常克制，使其本身更显虚弱。以木克土为例，正常情况下，木能制约土，若土气不足，则使木克土的力量相对增强，使土更加虚弱，即"土虚木乘"。

（五）五行相侮

五行相侮，指五行中一行对其所不胜的反向制约和克制，又称"反侮"或"反克"。

五行相侮的次序是：木侮金，金侮火，火侮水，水侮土，土侮木。

五行相侮的原因，亦有太过和不及两种情况。

太过所致的相侮，指五行中的某一行过于强盛，反而对其所不胜一行有所克制。比如木气过于亢盛时，不仅不受金的克制，反而对金进行反克，这种现象叫做"木亢侮金"。

不及所致的相侮，指五行中某一行过于虚弱，不仅不能制约其所胜，反而受其所胜一行的反克。比如正常情况下，金克木，但当金过度虚弱时，则木因金衰而反侮之，这种现象叫做"金虚木侮"。

五行的相乘和相侮都是异常的相克现象，两者之间既有区别又有联系。相乘是按五行相克次序发生的过度克制，相侮是与五行相克次序发生反向的克制现象。两者之间的联系在于：相乘时也可同时发生相侮，相侮时也可同时发生相乘。比如木气过盛，既可以乘土，又可以侮金；金气虚衰，既可受到木侮，又可受到火乘。《素问·五运行大论》说："气有余，则制己所胜而侮所不胜；其不及，则己所不胜，侮而乘之，己所胜，轻而侮之。"其很好地说明了五行相乘与相侮的原因及其相互关系（图1-2）。

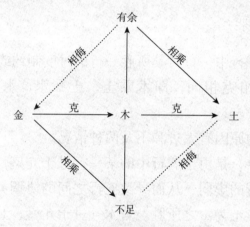

图1-2 五行乘侮规律图

（六）母子相及

母子相及，属于五行之间相生关系异常的变化，包括母病及子和子病及母两种情况。

1. 母病及子

母病及子是指五行中某一行异常，累及子行，导致母子两行皆异常。一般而言，母行虚弱，引起子行亦不足，最终导致母子两行皆不足。如水为木之母，木为水之子，水不足则不能生木，导致木亦虚弱，最终水竭木枯，母子俱衰。

2. 子病及母

子病及母是指五行中的某一行异常，影响其母行，导致子母两行皆异常。常见的子病及母有两种情况：一是子行亢盛，引起母行亦盛，结果子母两行皆亢盛，称为"子病犯母"，如火旺导致木亢，以致木火皆亢。二是子行虚弱，累及母行，引起母行亦衰，结果子母两行俱不足，称为"子盗母气"，如木虚导致水枯，以致木水皆不足。

三、五行学说在中医学中的应用

五行学说在中医学理论体系的建立中起着重要作用，中医学以五行的特性来说明人体的组织器官和精神情志活动，探讨人体的生理病理系统，并指导疾病的诊断和防治。

（一）说明五脏的生理功能及其相互关系

1. 说明五脏的生理特点（表1-10）

表1-10　五脏的生理功能

五行	五脏	生理功能
木	肝	木行具有生长、升发、舒畅、条达的特性，肝喜条达而恶抑郁，故以肝属木
火	心	火行具有温热、向上、光明的特性，心主血脉、神明以为脏腑之主，故以心属火
土	脾	土行具有化生万物的特性，脾主运化水谷，为气血生化之源，故以脾属土
金	肺	金行具有清肃、收敛的特性，肺具有清肃之性，以清肃下降为顺，故以肺属金
水	肾	水行具有滋润、下行、闭藏的特性，肾具有藏精、主水之功能，故以肾属水

2. 说明五脏之间的生理联系

根据五行学说，五脏之间的功能活动是互相联系的，即五脏之间存在着既相互资生又相互制约的关系。

（1）五脏之间存在着相互资生的关系

如木生火即肝生心，肝主疏泄，调畅气机，又主藏血，调节血量，可助心行血。火生土即心生脾，心阳通过温煦脾土以助脾运化。土生金即脾生肺，如脾主运化，化生水谷精微以充肺气。金生水即肺生肾，肺气肃降以助肾纳气。水生木即肾生肝，肾主藏精以滋养肝血，防止肝阳上亢。

（2）五脏之间存在着相互制约的关系

如水克火即肾克心，肾水上济于心可以防止心火之亢烈。火克金即心克肺，心火之阳热可以抑制肺气清肃太过。金克木即肺克肝，肺气清肃可以抑制肝阳的上亢。木克土即肝克脾，肝气条达可疏泄脾气之壅滞。土克水即脾克肾，脾气之运化水湿，可防肾水泛滥。

（3）五脏之间存在着生克制化的关系

五脏中的每一脏都具有生我、我生和克我、我克并存的生理联系。五脏之间的生克制化，维持了五脏之间的正常生理功能。如火生土，木克土。一方面，心阳温暖脾气，保持脾运化功能的正常进行；另一方面，肝主疏泄，以防脾气之壅滞。

（二）说明五脏病变的相互影响

脏腑之间的病理影响也可以应用五行学说进行阐释。根据五行之间的关系，某脏的病变可以传至他脏，他脏的病变也可以传至本脏，这种病理上的相互影响称之为传变。以五行学说阐释五脏疾病的传变，可分为相生关系的传变和相克关系的传变。

1. 相生关系的传变

相生关系的传变包括母病及子和子病及母两个方面。

（1）母病及子

母病及子即母脏之病传及子脏。如肾属水，肝属木，水生木，肾生肝，故肾为母脏，肝为子脏。肾病及肝，即属母病及子。临床上见到的肾精不足不能资助肝血而致的肝肾精血亏虚证、肾阳虚不能资助肝阳而致的少腹冷痛证、肾阴虚不能涵养肝木而致的肝阳上亢证都属于母病及子的传变。母病及子多见母脏不足累及子脏亏虚的母子两虚病证。

（2）子病及母

子病及母是指疾病的传变，从子脏传及母脏。如肝属木，心属火，木生火，肝生心，故肝为母脏，心为子脏。心病及肝，即属子病及母。临床上见到的心血虚累及肝血虚而致的心肝血虚证、因心火旺盛引动肝火而形成的心肝火旺证都属于子病及母。子病及母，有子虚母亦虚的虚证，有子盛母亦盛的实证，还有子盛母虚的虚实夹杂病变，即所谓子病犯母，又称"子盗母气"，常见如肝火亢盛，下劫肾阴，以致肾阴亏虚的病变。

2. 相克关系的传变

相克关系的传变包括相乘和相侮两个方面。

（1）相乘

相乘即相克太过而致的病理变化。这种病变的发生，可以因某脏过盛而致其所胜之脏受到过分克伐，也可因某脏过弱不能耐受其所不胜之脏的正常克制，从而出现相对克伐太过。例如，肝气郁结可以影响脾胃的运化功能，临床可表现为胸胁苦满、脘腹胀痛、泛酸、泄泻等症状，这种病变称为"木旺乘土"。反之，如果脾胃虚弱，则不能耐受肝气的克伐，临床上会出现头晕乏力、纳呆嗳气、胸胁胀满、腹痛泄泻等症状，这种病变称为"土虚木乘"。

（2）相侮

相侮即反克为害所致的病理变化。这种病变的发生，分为太过相侮和不及相侮两种情况。由于某脏过于亢盛，导致其所不胜之脏无力克制而反被克的病理现象称作太过相侮。如正常情况下肺金克肝木，若肝火亢盛，则肺金反遭肝火之反向克制，而出现急躁易怒、面红目赤、甚则咳逆上气等症状，临床上称之为"木火刑金"。由于某脏虚损，导致其所胜之脏出现反克的病理现象称作不及相侮。如正常情况下脾土克肾水，若脾土虚衰，则不能制约肾水而出现全身水肿，临床上称之为"土虚水侮"。

根据五行学说，脏腑病的传变有一定的规律性，并可影响疾病的预后，但是五行生克规律并不能完全阐明五脏之间复杂的生理关系。《素问·玉机真藏论》认为"然其卒发者，不必治于传，或其传化有不以次"，提示我们不能完全受五行生克乘侮规律的束缚，而应从实际情况出发去把握疾病的传变。

（三）指导疾病的诊断

根据五行学说，通过分析望、闻、问、切四诊所搜集的临床资料，运用五行归类方法及其相互关系，可以确定五脏病变的部位，推断病情的进展和判断疾病的预后。此即《灵枢·本脏》所谓"视其外应，以知其内脏"。

1. 确定五脏病变部位

五行学说根据事物的五行属性归类和生克乘侮规律来确定五脏病变的部位。《难经·六十一难》指出："望而知之者，望见其五色，以知其病。闻而知之者，闻其五音，以别其病。问而知之者，问其所欲五味，以知其病所起所在也。切脉而知之者，诊其寸口，视其虚实，以知其病，病在何脏腑也。"临床上可以通过本脏所主之色、味、脉来诊断本脏之病，也可以通过他脏所主之色、味、脉来确定五脏相兼病变。如病人面见青色，喜食酸味，兼见弦脉，便可诊为肝病；若面见赤色，喜食苦味，兼见洪脉，便可诊为心火亢盛之病。若脾虚病人面见青色，是为木来乘土，是肝气犯脾；心脏病人面见黑色,是为水来乘火,多见于肾水凌心等证候。

2. 推断病情的轻重顺逆

五行学说根据五色之间的生克关系来推测病情的轻重顺逆。清·吴谦《医宗金鉴·四诊心法要诀》说:"肝青心赤,脾脏色黄,肺白肾黑,五脏之常。脏色为主,时色为客。春青夏赤,秋白冬黑,长夏四季色黄。常则客胜主善,主胜客恶。"说明面部色泽的变化可以反映内脏疾病及其相互关系的异常变化。因此,我们可以根据"主色"和"客色"的变化来推测病情的顺逆。"主色"即五脏之本色,"客色"为应时之色。如果"主色"胜"客色",其病为逆;如果"客色"胜"主色",其病为顺。

另外,五行学说还通过色脉合参来推断疾病的预后,此即如《灵枢·邪气脏腑病形》所说:"见其色而不得其脉,反得其相胜之脉,则死矣。得其相生之脉,则病已矣。"比如肝病面见青色、弦脉,则属色脉相符;若反见浮脉,则属相胜之脉,为逆,预后不佳;若得沉脉,则属相生之脉,为顺,预后较好。

(四) 指导疾病的治疗

运用五行学说指导疾病的治疗,可体现为指导脏腑用药、控制疾病传变、确定治则治法、指导针灸取穴和治疗情志疾病几个方面。

1. 指导脏腑用药

根据药物的五行属性归类,可分为青、赤、黄、白、黑之五色和酸、苦、甘、辛、咸之五味。不同的药物,其性味、归经不同,所入之脏腑也不同,可以用来治疗不同脏腑的病变。如青色、酸味入肝,白芍、山茱萸味酸入肝经以补肝之精血;赤色、苦味入心,丹参味苦色赤入心经以活血安神;黄色、甘味入脾,白术色黄味甘以补益脾气;白色、辛味入肺,石膏色白味辛入肺经以清肺热;黑色、咸味入肾,玄参、生地色黑味咸入肾经以滋养肾阴等。需要指出的是,临床用药还须结合药物的寒、热、温、凉之气和升、降、浮、沉等理论综合分析,辨证应用。

2. 控制疾病传变

根据五行学说,五脏病证可以按照生、克、乘、侮规律发生传变。如肝病传脾、脾病传肾、肾病传心、心病传肺、肺病传肝属于相乘传变,肝病传肺、肺病传心、心病传肾、肾病传脾、脾病传肝属于相侮传变。临床治疗时,除了要考虑进行本脏病的治疗,还要注意依据五行传变规律治疗他脏病变。如肝气郁结或肝气上逆，可能导致木亢乘土，有传脾之趋势，此时虽无脾病的症状，也应在疏肝平肝的基础上加以补脾之药，使脾气得健，则肝病不得传于脾。如《难经·七十七难》所说："见肝之病，则知肝当传之于脾，故先实其脾气。"

疾病的传与不传主要取决于脏气的盛衰。"盛则传，虚则受"，是五脏疾病传变的基本规律。在临床应用中，我们既要掌握五脏病变的传变规律以防患于未然，也要依据具体的病情辨证施治，不能将其作为刻板公式而机械地套用。

3. 确定治则治法

根据五行的生克规律，我们还可以确定相应的治疗原则和治疗方法。

（1）依据五行相生规律确定治则和治法

1）治则：根据五行相生规律确定的基本治疗原则包括补母和泻子两方面，即《难经·六十九难》中提到的"虚则补其母，实则泻其子"原则。

①补母：是指对脏病之虚证，在补益本脏的同时补益其母脏，通过相生作用而促其恢复。补母适用于五脏病变中母子关系的虚证。如肾为肝之母，临床上对肝血虚的证候除了用白芍补肝血外，还可以用何首乌等药物补益肾精，通过"水生木"的作用促使肝血的恢复。

②泻子：是指对脏病之实证，在泻除本脏亢盛之气的同时泻其子脏，根据"气舍于其所生"的机理来泻其母脏的亢盛之气。泻子适用于五脏病变中母子关系的实证。如心为肝之子，"心受气于肝""肝气舍于心"，临床上对肝火炽盛的实证除须用龙胆草、柴胡等药物清泻肝火外，还可用生地、木通等药物清泻心火，以消除亢盛的肝火。

2）治法：根据五行相生规律确定的治疗方法，主要有滋水涵木法、培土生金法、金水相生法和益火补土法四种。

①滋水涵木法：又称滋肾养肝法、滋补肝肾法，是滋肾阴以养肝阴的治法。适用于肝肾阴虚，甚或肝阳上亢之证。

②培土生金法：又称补养脾肺法，是健脾生气以补益肺气的治法。主要用于肺脾气虚证。

③金水相生法：又称补肺滋肾法、滋养肺肾法，是滋养肺肾之阴的治法。主要用于肺阴虚不能滋养肾阴，或肾阴虚不能滋养肺阴的肺肾阴虚证。

④益火补土法：又称温肾健脾法、温补脾肾法，是温肾阳以补脾阳的治

法。适用于肾阳衰微而致脾阳不振之证。就五行生克次序来说,心属火,脾属土,但自命门学说兴起以来,多认为命门之火具有温煦脾土的作用,因此益火补土法之"火"指肾阳命门之火,而少指心火与脾阳的关系。

(2)依据五行相克规律确定治则和治法

1)治则:根据五行相克规律确定的基本治疗原则是抑强和扶弱,适用于五脏病变中相乘或相侮的病证。

人体五脏相克关系异常主要包括"太过"和"不及"两个方面。"太过"表现为功能亢进,属强;"不及"表现为功能衰退,属弱。临床治疗时应抑强与扶弱并施,并侧重于制其强盛,使弱者易于恢复。此外,这一原则也可用于一方虽强盛但尚未发生克伐太过时,以预先加强其所胜的力量,阻止病情的进一步发展。

①抑强:适用于相克太过所致的相乘或相侮。如肝木之气横逆,乘脾犯胃,而出现肝脾不调或肝胃不和的病证,称为"木旺乘土",治疗上应以抑木为主,疏泄肝气,兼以健脾和胃。再如脾胃湿热或寒湿困脾,使土气壅滞反侮肝木,而出现肝气不疏的病证,称为"土壅木郁",治疗上应以运脾为主,祛邪除湿。抑其强者,则其弱者功能自然易于恢复。

②扶弱:适用于相克不及所致的相乘和相侮。如脾胃虚弱,而肝木之气相对亢盛,所导致的肝脾不和之证,称为"土虚木乘"或"土虚木贼",结果使脾虚更甚,治疗应以扶土为主,健脾益气,兼以疏肝。又如脾气虚弱,不仅不能克制肾水,反遭肾水反克而出现水湿泛滥之证,称为"土虚水侮",治疗也应以健脾为主。扶助弱者,可以恢复脏腑的正常功能。

2)治法:依据五行相克规律确定的治法,常用的有抑木扶土法、泻南补北法、培土制水法和佐金平木法四种。

①抑木扶土法:又称疏肝健脾法、调理肝脾法,是以疏肝健脾、平肝和胃治疗肝脾不调或肝气犯胃证的治法。适用于木旺乘土或土虚木乘之证。如用于木旺乘土之证,以抑木为主,扶土为辅;若用于土虚木乘之证,则以扶土为主,抑木为辅。

②泻南补北法:又称泻火补水法、滋阴降火法,是泻心火、补肾水的治法,适用于心火偏旺、肾阴不足所致的心肾不交证。因心主火,属南方;肾主水,属北方,故称为泻南补北法。若心火独亢于上,不能下交于肾,应以泻心火为主,兼补肾水;若肾水不足于下,不能上奉于心,则以滋肾水为主,兼泻心火。

③培土制水法：又称敦土利水法，是健脾利水以治疗水湿停聚的治法，适用于脾虚不运，水湿泛滥而致水肿胀满的病证。

④佐金平木法：又称滋肺清肝法，是滋肺阴、清肝火的治法，适用于肺阴不足、右降不及的肝火犯肺证。若属肝火亢盛，上侮肺金而耗伤肺阴的肝火犯肺证，治疗上应以清肝平木为主，兼以益肺降气。

4. 指导针灸取穴

在针灸疗法中，针灸学家将手足十二经脉的"五输穴"配属五行，分别是井属木，荥属火，输属土，经属金，合属水。在治疗脏腑病证时，可根据病证虚实的不同，按照五行的生克规律选穴治疗。如根据"虚则补其母"的原则，在治疗肝虚证时可选取肾经的合穴（水穴）阴谷，或本经（肝经）合穴（水穴）曲泉进行治疗。而根据"实则泻其子"的原则，治疗肝实证时可选取心经荥穴（火穴）少府，或本经（肝经）荥穴（火穴）行间进行治疗。

5. 指导情志疾病的治疗

五行学说将五志分属五脏，其中怒属肝，喜属心，思属脾，悲属肺，恐属肾。五脏的功能活动会引起情志的变化，而情志活动异常又会损伤相应内脏。五脏之间存在着五行生克的关系，情志变化也有相互抑制的作用，因此临床上可以运用"以情胜情法"治疗情志异常的疾病。比如，悲胜怒，对充满怒气的病人，可以用使其悲泣的方法消除怒气；思胜恐，对恐惧不已的病人，可以用使其思考的方式缓解恐惧。

运用五行生克规律指导疾病的治疗，有其一定的临床应用价值。但是五行生克规律不能用来治疗所有的疾病，我们要根据具体的病情进行辨证论治。

附：五行学说在美容医学中的应用

根据五行学说，人的体质可以分为木、火、土、金、水五种类型，不同体质的人容易出现的美容问题也不同，因此我们可以根据五行的特性及其生克制化的规律来进行五行养颜，以达到最佳的美容效果。

【思考题】

1. 精气学说的基本内容包括哪几方面？
2. 如何理解阴阳的基本概念？

3. 阴阳学说的基本内容是什么？

4. 如何理解五行的基本概念？

5. 五行学说的基本内容是什么？

6. 举例说明阴阳五行学说在美容医学中的应用。

第二章 藏 象

【知识目标】

1. 掌握藏象的基本概念，脏、腑、奇恒之腑的生理特点。

2. 掌握五脏的生理功能和生理特性。

3. 掌握六腑的生理功能和生理特性。

4. 掌握脑和女子胞的生理功能。

5. 掌握脏与脏、脏与腑、腑与腑、脏与奇恒之腑之间的关系。

6. 熟悉五脏与形、窍、志、液、时的关系。

7. 了解心包、精室和命门学说的梗概。

【能力目标】

掌握脏腑的生理、病理、相互关系及其对养生、诊断、治疗与康复的指导意义。

藏象学说，是研究藏象的概念，脏腑的形态结构、生理功能与病理变化，以及脏腑之间，脏腑与形体官窍、精气血津液神之间，脏腑与自然、社会环境之间相互关系的学说，是中医学理论体系的核心，对于养生、诊断、治疗与康复等均具有重要的指导意义。

第一节　藏象学说概论

一、藏象的基本概念

藏象是指藏于体内的脏腑所表现于外的生理、病理现象及其与外界环境相通应的事物和现象。

"藏"是指藏于体内的脏腑，包括五脏（心、肺、脾、肝、肾）、六腑（胆、胃、小肠、大肠、膀胱、三焦）和奇恒之腑（脑、髓、骨、脉、胆、女子胞）。

"象"是指外在的现象和比象。其含义有二：一指脏腑表现于外的生理、病理现象；二指脏腑与外界事物或现象相比类所获得的比象，如"心者，君主之官也"（《素问·灵兰秘典论》）等。

"藏象"一词实际上指出了藏象学说得以建立的一个重要的方法论内容，即通过研究机体外在现象（生理、病理）及其与外界环境相通应的事物和现象来推导人体内部脏腑的运动规律，确定"象"（现象）与"藏"（本质）之间相互关系的"以象测藏"方法。《素问·阴阳应象大论》称之为"以表知里"，《灵枢·外揣》称之为"司外揣内"。正如张介宾所云："象，形象也。藏居于内，形见于外，故曰藏象"（《类经·藏象类》）。

二、藏象学说的形成

藏象学说的形成过程运用了多种方法，汇要分析主要有以下四个方面。

（一）解剖方法

解剖方法是形成藏象学说的奠基方法，它不但提出了心、肝、脾等脏腑概念，还认识到脏、腑、奇恒之腑在形态结构上的差异，而且把握到了内脏的某些功能。没有解剖实践，就没有心、肝、脾等脏腑概念，更谈不上藏象学说。

解剖方法的医学运用早在春秋战国时期就已有着深厚的历史积淀，这也正是奠定《黄帝内经》《难经》解剖学成就的基础。狩猎捕食动物乃远古先民们获取生活资料的主要来源，我国山西朔县峙峪旧石器晚期遗址中就已发现有用以射击动物的石镞。稍后的新石器时代，农业和畜牧业得到发展，畜牧业的发达使屠宰动物成为生活的普遍现象。对动物的解剖并进一步比附于人体，借助动物推知人体，则是人体解剖知识的一个重要源泉。原始社会、奴隶社会人们宰杀战争中抢夺的俘虏，客观上，对人体解剖知识的积累亦起着促进作用。春秋战国以前，我国便发展起发达的刑罚体系，这必然有助于对人体的了解。此外，春秋战国时期，诸侯纷争，亦为实施解剖术提供了有利的社会环境和条件。

（二）"以象测藏"的观察方法

由于古代生产和科学发展水平低下，肉眼的直观解剖观察只能停留在器官水平上，以器官作为观察的基本层次，尽管取得了相当的成就，但是粗糙的甚至是错误的解剖又无法担当起说明脏腑生理、病理的重任，因此，古人转而基于"有诸内，必形诸外"原理，采取"视其外应，以知其内脏"（《灵枢·本脏》）的方法，即"以象测藏"（以表知里、司外揣内）方法。该方法区别于解剖方法在于它只能捕捉机体作为一个整体在自然状态下所表现出来的生理、病理过程的信息。即该方法所积累起来的经验材料具有整体性与过程性（运动、功能、作用）的特点，基于该方法所建立起来的藏象学说便具有整体性与功能的特征，从而成为决定藏象学说特点的方法之一。其具体运用又可分为三种情形：一是生理观察，如摄食与排泄、呼吸、寤寐、生殖等；二是病理观察，如在已知肺主呼吸的基础上，发现人体体表受寒会出现鼻塞、喷嚏、咳嗽等症状，从而推断出"肺主皮毛""在窍为鼻"；三是治疗效应的观察，在医疗实践中，临床疗效的反馈进一步反证了脏腑的生理、病理，使藏象学说得以不断充实、丰富、修正和完善。如食用动物肝脏可治夜盲，多次重复的经验则萌生"以脏补脏"观念，同时佐证"肝开窍于目"理论等。

（三）"援物比类"方法

"援物比类"（《素问·示从容论》）是藏象学说的重要说理工具，如精气学说使藏象学说构建了精为脏腑精气生成之源、精气运行不息促进脏腑生理功能的藏象理论。阴阳学说用于说明脏腑的阴阳属性，脏腑精气分阴阳，阴阳的对立统一推动脏腑的生理功能活动，并维持了脏腑自身的协调平衡理论。五行学说则将复杂的人体组织结构划分为五大功能系统，并将人体内部的五个系统与外部自然界的五方、五时、五气、五化、五色、五味等相联系，体现了人体自身的完整性以及人与自然环境的统一性。同时，"援物比类"又是藏象学说具体理论内容赖以发生的重要方法论依据之一，如心包络及其"代心受邪""热入心包""痰热蒙闭心包"等理论均来源于"援物比类"进行类比推理的结果。

（四）哲学的引入

中医学与中国古代哲学具有同步演进的关系，这种"同步"主要包括两个内涵：首先是性质上的同步。其次，是高峰时相以及高度上的同步。以精气、阴阳、五行学说为代表的古代哲学思想渗透到中医学中，对藏象学说的形成及其系统化起到关键作用。具体地，有两个主要方面：一是概念的移植、嫁接。藏象学说的一系列概念相当一部分来自于哲学概念的移植、嫁接、改造、应用，如脏腑之精（气）、藏象、形脏、神脏、脏腑阴阳、五脏系统之间的生克、胜复、制化、乘侮、母子相及等。二是作为"援物比类"的前提，即作为说理工具与类比推理的前提，详于"援物比类"方法。

三、藏象学说的特点

中医学之所以为中医学，中医学之所以区别于西方医学，无不在于其方法。正由于中西医学的研究方法不同，所以相同脏器名称在概念上却并不相同，切忌对号入座、生搬硬套。西医器官乃直观的实质性脏器概念，中医脏腑则为抽象的五个系统的生理、病理学概念。

藏象学说的主要特点是以五脏为中心的整体观，体现在以五脏为中心的人体自身整体性和五脏与外界环境的统一性两个方面，是中医学理论体系整体观念的重要内容。

（一）以五脏为中心的人体自身整体性

藏象学说以五脏为中心，通过经络系统，将六腑、五体、五官、九窍（七窍）、四肢百骸等沟通联系成有机整体。五脏代表着人体以五脏为中心的五大功能系统，如心系统（心－小肠－脉－舌－面）、肺系统（肺－大肠－皮－鼻－毛）、脾系统（脾－胃－肉－口－唇）、肝系统（肝－胆－筋－目－爪）、肾系统（肾－膀胱－骨髓－耳、二阴－发）。五大功能系统之间的对立统一，维持着人体生理活动的协调平衡。五脏之中又以心为主导，心为"五脏六腑之大主"（《灵枢·邪客》）。明代以后，命门学说兴盛，于是又有"肾为五脏之本"（《景岳全书·杂证谟》）之说。

（二）五脏与外界环境的统一性

五脏与外界环境的统一性包括与自然环境和社会环境的统一两个方面。

人首先是一种有意识的物种存在，"形与神俱"的"神"便包括精神意识和思维活动。人自身所具备的视觉、听觉、嗅觉、味觉、触觉、思维等各种生理功能成为人与自然界和社会保持联系的纽带。

精神、意识、思维、情感活动与五脏的关系既体现了形神一体观，又体现了五脏与社会环境的统一性。精神活动由五脏精气化生和充养，分别由五脏所司。以情志活动为例，《素问·阴阳应象大论》说："人有五脏化五气，以生喜怒悲忧恐。"病理状态下，五脏功能异常可导致情志异常；情志异常也能损伤五脏。

人禀天地之气而生，与自然万物有着共同的物质基础——气，即"天人一体"，因此两者不但遵循着同样的规律，即"天人一理"，而且密切联系，相互影响，即"天人相应"。藏象学说将人与天地置于同一体系中进行考察，应用五行学说将自然界五时、五方、五气、五化等与人体五大功能系统相联系，以指导养生、疾病诊断与治疗，正是强调了五脏与自然环境的统一性。

四、五脏、六腑与奇恒之腑的生理特点

1. 脏腑的分类依据

内脏分为脏、腑和奇恒之腑三类，其分类依据有二：一为生理功能特点，二为形态结构特点。其中，生理功能特点尤为重要。

2. 脏腑的生理特点

脏有五，即心、肺、脾、肝、肾，合称五脏（在经络学说中，心包亦作脏，故又有"六脏"之说）。腑有六，即胆、胃、小肠、大肠、膀胱、三焦，合称六腑。奇恒之腑亦有六，即脑、髓、骨、脉、胆、女子胞。

五脏内部组织相对充实，共同生理功能是化生和贮藏精气；六腑多呈中空的囊状或管腔形态，共同生理功能是受盛和传化水谷。

《素问·五脏别论》说："所谓五脏者，藏精气而不泻也，故满而不能实；六腑者，传化物而不藏，故实而不能满也。"王冰注云："精气为满，水谷为实。五脏但藏精气，故满而不实；六腑则不藏精气，但受水谷，故实而不能满也。""藏而不泻""满而不实"与"泻而不藏""实而不满"简明地概括了五脏、六腑各自的生理特点与主要区别。

奇恒之腑功能上贮藏精气与五脏相似，形态上中空有腔与六腑相类，似脏非脏，似腑非腑，故以"奇恒之腑"名之。"奇"谓不同，"恒"谓常、一般。《素问·五脏别论》说："脑、髓、骨、脉、胆、女子胞，此六者，

地气之所生也，皆藏于阴而象于地，故藏而不泻，名曰奇恒之府。"

五脏六腑的生理功能特点，对临床辨证论治有重要指导意义。一般来说，病理上"脏病多虚""腑病多实"；治疗上"五脏宜补""六腑宜泻"，奇恒之腑则多从五脏论治。

值得注意的是，脏腑生理功能特点的藏与泻、满与实是相对的而不是绝对的。如肾藏精，生殖之精宜藏又宜泻，只是不可妄泻。又如肺藏气，而息之所出则是"浊气"，等等。

第二节 五 脏

一、心

心位胸中，两肺之间，隔膜之上，外有心包。其形圆而下尖，如未开的莲花。

心又称"君主之官""生之本""五脏六腑之大主"，主要生理功能是主血脉，主藏神。生理特性是为阳脏而主通明。

(一) 主要生理功能

1. 主血脉

心主血脉的基本概念

"主"即职司，血脉包括血（血液）和脉（血液运行的通道）。心主血脉，是指心主司血液在脉道中运行，维持脉道通畅，载送营养于全身，以及生血的功能。

心主血脉包括心主血和主脉两个方面。

(1) 主血

人体脏腑、形体、官窍以及心脉自身，其生理功能的正常发挥皆有赖于血液的濡养。血液的运行与五脏功能密切相关，其中心的作用尤为重要。首先，心、血、脉三者构成了血液正常运行的完整系统，心气充沛、脉道通利、血液充盈是血液正常运行最基本的前提条件，其中，心居主导地位。其次，心气是推动心脏搏动与血液运行的原动力。心气充沛，血行正常，则面色红润，脉象和缓有力；心气不足，血行瘀滞则见面色无华、脉象细弱无力，或面色晦暗、唇舌青紫、心胸憋闷、刺痛，以及脉象结、代、促、涩等表现。

心主血的另一内涵是生血作用，即所谓"奉心化赤"。指脾胃运化水谷所生成的水谷精微，其化为血液，须经心火（即心阳）的"化赤"作用，即《素问·经脉别论》所谓"浊气归心，淫精与脉"。

（2）主脉

"脉为血之府"，是容纳和运输血液的通道。《灵枢·决气》说："壅遏营气，令无所避，是谓脉。"心气具有维持脉道通利的作用。心气充沛，脉道充盈通利，血行正常；心气不足，脉道滞涩不利，血行失常，则可见瘀滞血脉，或出血。

2. 藏神

（1）心藏神的概念

神有广、狭两义。广义的神，是指整个生命活动的外在表现，是生命活动的总称。狭义的神，是指人的精神、意识、思维与情感活动。心藏神，是指心主宰人体一切生理活动和人体精神、意识、思维与情感活动的功能。

（2）心藏神的生理效应

心藏神的生理效应主要有两个方面：一是心接受外界刺激信息而作出反应，产生精神、意识、思维与情感活动；二是心通过主宰人的精神活动，协调五脏功能。故心称之为"五脏六腑之大主"（《灵枢·邪客》），"君主之官"（《素问·灵兰秘典论》），"生之本"（《素问·六节藏象论》）。

心藏神功能正常，则精神振奋，神志清晰，思维敏捷，反应灵敏；心藏神功能异常，则可出现失眠、多梦、健忘、反应迟钝、精神萎靡，甚则谵妄、昏迷等症状。

心藏神与主血脉密切相关，血液是神志活动的物质基础，心因其主血脉而后有藏神的功能，如《灵枢·营卫生会》说："血气者，神气也。"另一方面，心神又能统御、调节心主血脉功能。

（二）生理特性

心的生理特性是为阳脏而主神明。

1. 心为阳脏

心位胸中，五行属火，通于夏气，为阳中之阳，故称为阳脏，又称"火脏"。心以阳气为用，心之阳气推动心脏搏动，温通全身血脉，兴奋精神，以使生机不息。《医学真传·头痛》说："盖人与天地相合，天有日，人亦有日，君火之阳，日也。"《血证论·脏腑病机论》也说："盖心为火脏，烛照万物。"

2. 心主神明

心主神明，是指心有统率全身脏腑、经络、形体、官窍的生理活动和主司精神、意识、情志和思维等心理活动的功能。

心脉通畅，是心主血脉功能正常发挥的重要条件。心藏神，心神清明，则精神振奋，神采奕奕，思维敏捷，而无昏昧委顿、恍惚不宁、失眠多梦、健忘、癫狂激越之虞。

（三）与形、窍、志、液、时的关系

五脏与形、窍、志、液、时之间有着密切的联系，这种联系多用五行学说加以归纳。

1. 心在体合脉，其华在面

（1）心在体合脉的基本概念

心在体合脉，是指全身血脉赖心以维持通利。

脉，又称经脉、血脉。经脉，一般指人体内气血运行的通路。血脉，是血液运行的通道，即所谓"脉为血之府"。全身的血脉统属于心，由心主司，故称"心在体合脉"。

（2）心其华在面的基本概念

"华"谓光彩。心其华在面，是指心的功能正常与否，可以从面部色泽的变化上显露出来。

心气旺盛，血脉充盈，面色红润而有光泽；心气血不足，则面色淡白、晦滞；心血瘀滞则面色青紫。

2. 心开窍于舌

心开窍于舌，又称"舌为心之苗"，是指舌的主司味觉以及语言功能与心关系密切。

《灵枢·忧恚无言》说："舌者，音声之机也。"《灵枢·脉度》说："心气通于舌，心和则舌能知五味矣。"心的功能正常，则舌体红润，柔软，运动灵活，语言流利，味觉灵敏。若心火上炎，则舌质红赤，甚则生疮。心藏神功能异常，则见舌卷、舌强、失语等。

3. 心在志为喜

心在志为喜，是指心的生理功能与情志的喜密切相关。

《素问·天元纪大论》说："人有五脏化五气，以生喜、怒、忧、思、恐。"喜为人之常性，有益于心主血脉的生理功能，如《素问·举痛论》说："喜则气和志达，营卫通利。"但也不可太过，否则，则反伤心神，故有"喜伤心"之说（《素问·经脉别论》）。

4. 心在液为汗

心在液为汗，是指心的生理功能与津液的汗密切相关。

汗为津液所化，血与津液同出一源，均由脾胃运化的水谷精微所化生，二者之间又可相互转化，故有津血同源、汗血同源之说，而血为心所主，故说"心在液为汗"。

5. 与夏气相通应

五脏与自然界四时阴阳相通应，心主夏。夏季炎热，人身心为火脏而阳气最盛，同气相求，故心与夏季相通应。心为阳中之阳，属火，故心之阳气在夏季最为旺盛。从养生角度，夏三月当"夜卧早起，无厌于日"（《素问·四气调神大论》），即尽量延长户外活动时间，使身心符合自然界的阳气隆盛状态。从病理角度，心阳虚衰患者，其病情多在夏季缓解，症状也有所减轻。而心阴虚患者则又多在夏季加重。即《素问·阴阳应象大论》所说的"能冬不能夏"。从治疗角度，中医学提出了"冬病夏治"理论。如心阳虚衰患者于夏季心火用事之时加以治疗，借内外阳气之盛，则可收事半功倍之效。

附：心包

心包，又称"心包络""膻中"，是心脏外面的包膜，有保护心脏的作用，外邪侵心，心包络首先受病。《灵枢·邪客》说："心者，五脏六腑之大主，精神之所舍也，其脏坚固，邪弗能容也。容之则心伤，心伤则神去，神去则死矣。故诸邪之在于心者，皆在于心之包络。"所以在温病学说中，将外感热病中出现的神昏、谵语等症，称之为"热入心包"或"蒙闭心包"。

二、肺

肺位胸中，左右各一，位置最高，覆盖于心。

肺又称"华盖""娇脏"，主要生理功能是主气，司呼吸，主行水，朝百脉，主治节。生理特性是肺为华盖，肺为娇脏，肺气宣降。

（一）主要生理功能

1. 主气，司呼吸

肺主气包括主呼吸之气和主一身之气两个方面。

（1）主呼吸之气

肺主呼吸之气是指肺具有主司吸清呼浊，进行气体交换的功能。

肺是气体交换的场所，吸入清气，排出浊气，吐故纳新，实现机体与外界环境之间的气体交换，以维持生命活动。如《素问·阴阳应象大论》说："天气通于肺。"

肺主呼吸之气是通过肺气宣发与肃降运动而实现的，肺气宣发，呼出浊气；肺气肃降，吸入清气。肺气宣发肃降协调有序，则呼吸调匀通畅。若邪气犯肺，宣发肃降失调，则可出现胸闷、咳嗽、喘促、呼吸不利等症状。

（2）主一身之气

肺主一身之气是指肺具有主司一身之气的生成和运行的功能。故《素问·六节藏象论》说："肺者，气之本。"

肺主一身之气的生成，集中体现于宗气。宗气由肺吸入的清气与脾胃运化的水谷精气在肺中合化而成。宗气生成之后，积存于胸中"气海"，走息道出喉咙以推动肺的呼吸，贯注心脉以行运血气，并沿三焦下行脐下丹田以资先天元气。

肺主一身之气的运行，集中体现于对全身气机的调节作用。肺有节律的呼吸，调节着全身之气的升降出入运动。肺的呼吸调匀通畅，节律均匀，和缓有度，则全身之气升降出入通畅协调。

肺主一身之气和呼吸之气，实际上都基于肺的呼吸功能。呼吸调匀是气的生成和气机调畅的根本条件。肺的呼吸功能失常，不仅影响宗气的生成，出现少气不足以息、声低气怯、肢倦乏力等症，而且可影响一身之气机，导致气机失调。若肺丧失呼吸功能，清气不能吸入，浊气不能排出，新陈代谢停止，生命活动也就宣告终结。

2. 主行水

（1）肺主行水的基本概念

肺主行水，是指肺气宣发肃降推动和调节全身津液的输布和排泄的功能。

（2）机理

《素问·经脉别论》称作"通调水道"。其机理有二：一是肺气宣发，将脾转输至肺的津液，向上向外布散，上至头面诸窍，外达皮毛肌腠，并化为汗液排出体外。二是肺气肃降，将脾转输至肺的津液，向下向内输送到其他脏腑，并将各脏腑利用后的津液下输膀胱，成为尿液生成之源。

因肺为"华盖"，位置最高，故《医方集解·理血之剂》将肺主行水功能形象地称为"肺为水之上源"。肺气宣发或肃降失常，水道失于通调，则可导致津液代谢障碍，出现尿少、痰饮、浮肿等症。

临床上对痰饮、水肿等病证，可用"宣肺利水"和"降气利水"的方法治疗。由于津液输布障碍主要因外邪侵袭而致肺失宣发，故"宣肺利水"法更为多用，即《素问·汤液醪醴论》所谓"开鬼门"，《伤寒论汇注精华·六经定法》喻之为"提壶揭盖"。

3. 朝百脉

（1）肺朝百脉的基本概念

"朝"即"汇聚"之意。肺朝百脉，是指肺辅心行血于周身的生理功能。

（2）机理

一方面，心主血脉，而血液的运行又赖于肺气的推动，肺气具有辅心行血的作用。另一方面，全身血液通过血脉而流经于肺，经肺的呼吸进行气体交换，而后运行于全身。肺气充沛，宗气旺盛，气机调畅，则血运正常。若肺气虚弱或壅塞，不能辅心行血，则可导致心血运行不畅，甚至血脉瘀滞，出现心悸胸闷、唇青舌紫等症。

4. 肺主治节

（1）肺主治节的基本概念

肺主治节，是指肺气治理调节呼吸及全身气、血、津液的功能。

（2）机理

《素问·灵兰秘典论》说："肺者，相傅之官，治节出焉。"其生理效应有四：一是治理调节呼吸运动；二是治理调节一身之气机；三是治理调节血液运行；四是治理调节津液输布代谢。由此可见，肺主治节实际上是对肺的主要生理功能的高度概括。

（二）生理特性

1. 肺为"华盖"

"华盖"，本义为古代帝王车驾的顶盖。肺位胸中，位置最高，因而有"华盖"之称。《灵枢·九针论》说："肺者，五脏六腑之盖也。"肺覆盖于五脏六腑之上，又能宣发卫气于体表，以保护诸脏免受外邪侵袭，故《素问·痿论》说："肺者，脏之长也。"

2. 肺为"娇脏"

（1）肺为娇脏的基本概念

肺为"娇脏"是指肺清虚娇嫩、易受邪袭的生理特性。

（2）机理

肺体清虚，性喜濡润，不耐寒热，不容异物；又上通鼻窍，外合皮毛，与自然界直接相通，外感六淫或从皮毛或从口鼻而入，常易犯肺而为病，故有"娇脏"之称。临床治疗肺脏疾患，药宜轻清、宣散，过寒过热过燥之剂皆为所忌，正是"娇脏"生理特性所决定的。

3. 肺气宣降

（1）肺气宣降的基本概念

肺气宣降是指肺气向上向外宣发与向下向内肃降的相反相成运动。

（2）生理效应

①肺气宣发的生理效应：排出体内浊气；将津液和富含清气的血液、卫气输布全身，外达皮毛；将机体利用后的津液化为汗液排出体外。肺失宣发，可见呼吸不畅，胸闷喘咳，以及卫气被遏、腠理闭塞的鼻塞、喷嚏、恶寒、无汗等症状。

②肺气肃降的生理效应：吸入自然界清气；将水谷精微、津液向下布散，机体利用后的津液下输肾、膀胱，形成尿液排出体外；使全身的血液汇聚于肺；清肃呼吸道异物，保持呼吸道洁净、通畅。肺失肃降，常见呼吸短促、喘息、咳痰等症。

宣发、肃降是肺最重要的生理特性，肺脏所有生理功能均是通过肺气宣降运动来完成的，均是肺气宣降特性在不同方面的具体体现。

肺气的宣发与肃降是相反相成的两个方面。宣发与肃降协调，则呼吸均匀通畅，津液得以正常输布代谢。一般来说，外邪侵袭，以肺气失宣为主；内伤所及，以肺气失降为多。宣发与肃降失常又相互影响，互为因果，最终形成宣降失常同时并存的病理状态，常见于呼吸失常、津液代谢障碍及卫外不固的病证。

（三）与形、窍、志、液、时的关系

1. 肺在体合皮，其华在毛

（1）肺在体合皮，其华在毛的基本概念

肺在体合皮，是指全身皮肤及其功能赖肺气宣发。

肺其华在毛，是指肺的功能正常与否，可以从毛发色泽等的变化上显露出来。

（2）机理

皮毛，包括皮肤、毫毛等，是一身之表，为抵御外邪侵袭的屏障。一方面，皮毛依赖肺气宣发的卫气和津液的温养和润泽，故《素问·五脏生成论》说："肺之合皮也，其荣毛也。"肺气充沛，则皮肤致密，毫毛光泽，抵御外邪侵袭的能力亦强；反之，肺气亏虚，则卫表不固，可见多汗和易于感冒，或皮毛憔悴枯槁等现象。另一方面，外邪侵犯皮毛，腠理闭塞，卫气郁滞也常常影响及肺，而致肺气不宣。如寒邪客表，卫气被遏，可见恶寒发热、头身疼痛、无汗、脉紧等症；若伴有咳喘等症，则表示病邪已伤及肺脏。故治疗外感表证时，解表与宣肺常同时并用。

此外，皮肤的汗孔（《黄帝内经》称"玄府"）能宣散肺气，它不仅排泄汗液，实际上也随着肺气的宣发和肃降进行着体内外气体的交换，故又有"气门"之称。

2. 肺开窍于鼻，喉为肺之门户

（1）肺开窍于鼻的基本概念

肺开窍于鼻，是指鼻的主司通气以及嗅觉功能与肺关系密切。

鼻为呼吸之气出入之所，联通于肺，其功能依赖肺津的滋养和肺气的宣发运动。肺津充足，肺气宣畅，鼻窍得养而通利，嗅觉灵敏。故《灵枢·脉度》说："肺气通于鼻，肺和则鼻能知臭香矣。"外邪袭肺，多从鼻而入；肺的病变也多见鼻的症状，如鼻塞、流涕、喷嚏等。

（2）喉为肺之门户的基本概念

喉为呼吸之门户，主司发音，有赖于肺津的滋养与肺气的推动。

肺津充足，喉得滋养，或肺气充沛，宣降协调，则呼吸通畅，声音洪亮。若内伤耗损肺津、肺气，喉失滋养或推动，可见声音嘶哑、低微，称为

"金破不鸣"（《张氏医通·喑》）；若外邪袭肺，肺失宣降，则可见声音嘶哑、重浊，甚或失音，称为"金实不鸣"（《张氏医通·喑》）。

3. 肺在志为忧

（1）肺在志为忧的基本概念

肺在志为忧，是指肺的生理功能与情感的忧（悲）密切相关。

（2）机理

忧和悲的情感变化，虽略有不同，但其对人体生理活动的影响却大体一致，因而同属于肺志。忧愁和悲伤可使气不断的消耗，如《素问·举痛论》说："悲则气消。"由于肺主气，所以悲忧易于伤肺。反之，肺气虚也易于产生悲忧的情绪变化。

4. 肺在液为涕

（1）肺在液为涕的基本概念

肺在液为涕，是指是指肺的生理功能与津液的涕密切相关。

（2）机理

涕出鼻窍，有润泽鼻窍、防御外邪、利于呼吸的功能。涕由肺津所化，并赖于肺气的宣发。肺津、肺气充足，则鼻涕润泽鼻窍而不外流。若寒邪袭肺，肺气失宣，肺津不化，则可见鼻流清涕；风热犯肺，热伤肺津，可见鼻流黄涕；风燥犯肺，伤及肺津，可见鼻干而痛。

5. 与秋气相通应

肺与秋气的通应关系，表现在秋起凉生，草木皆凋，肺气清肃，同气相求，故与秋气相应。时至秋日，人体气血也随"秋收"之气而内敛。从养生角度，秋三月宜"早卧早起，与鸡俱兴"（《素问·四气调神大论》），即收敛神气，使心志安宁。从治疗角度，肺病秋季不宜过于发散，而应顺其敛降之性。从病理角度，秋季清凉干燥，肺脏清虚，喜润恶燥，故秋季易见肺燥之证，临床常见干咳无痰、口鼻干燥、皮肤干裂等症。

三、脾

脾位腹中，在膈之下，与胃相邻。《素问·太阴阳明论》说："脾与胃以膜相连。""形如刀镰"（《医贯·内经十二官论》）。

脾（胃）又称"后天之本""气血生化之源"，主要生理功能是主运化，主统血。生理特性是脾气主升，喜燥恶湿。

（一）主要生理功能

1. 主运化

运，即转运输送；化，即消化吸收。脾主运化是指脾将水谷（饮食）化为水谷精微，并将其吸收、转输至全身的功能。

根据运化对象的不同，分为运化固态饮食物与液态饮食物两个方面。液态饮食物在《黄帝内经》称"水"或"饮"，固态饮食物在《黄帝内经》称"谷"或"食"。

（1）运化谷食

运化谷食是指脾将谷食化为谷精，并将其吸收、转输到全身脏腑的生理功能。

具体可分为三个阶段：①帮助胃肠将谷食分解成精微和糟粕；②帮助胃肠吸收谷食精微；③把吸收的谷食精微运输到全身。

脾气转输精微的途径与方式有二：一是上输心肺，化生气血，布散全身；二是向四周布散至其他脏腑，即《素问·玉机真脏论》所谓"脾为孤脏，中央土以灌四傍"，《素问·厥论》所谓"脾主为胃行其津液者也"。脾主运化主要是在脾气的作用下完成的，故运化功能旺盛又称"脾气健运"。脾气健运，化生精、气、血的谷食精微充足，机体得养而功能健旺。脾气的运化功能减退，称为"脾失健运"。脾失健运则可影响谷食消化和精微吸收，从而出现腹胀、便溏、食欲不振，乃至倦怠、消瘦等精、气、血生化不足的病变。

（2）运化水饮

运化水饮是指脾气将水饮化为水精（即津液），并将其吸收、转输到全身的生理功能。

脾气转输津液的途径和方式与运化谷食相同。脾气健运，津液化生充足，输布正常，则脏腑、形体、官窍得养。脾失健运，或为津液生成不足而见津亏之症，或为津液输布障碍而见水湿痰饮等病理产物，甚至导致水肿，故有"脾为生痰之源"（《医宗必读·痰饮》）、"诸湿肿满，皆属于脾"（《素问·至真要大论》）之说。临床治疗此类病证，一般采用健脾化痰、健脾燥湿和健脾利水之法。

脾主运化是整个饮食物代谢过程的中心环节，水谷饮食的消化吸收虽在于胃肠，但又必须经脾气的推动、激发作用才能完成。而运化谷食和运化水饮，则是脾主运化同时进行的两个方面。

饮食物是人出生后所需营养的主要来源，是生成精、气、血、津液的主要物质基础，饮食物的消化及其精微的吸收、转输都由脾所主。脾气不但将饮食物化为水谷精微，为化生精、气、血、津液提供充足的原料，为"气血生化之源"；而且能将水谷精微吸收并转输至全身，以营养五脏六腑、四肢百骸，使其发挥正常功能，并能充养先天之精，促进人体的生长发育，是维持人体后天生命活动的根本，故称为"后天之本"（《医宗必读·肾为先天本脾为后天本论》）。脾为"后天之本"理论，对于临床治疗以及养生防病有着重要意义。在日常生活中注意保护脾胃，使脾气健运，则正气充足，不易感受邪气。反之，脾失健运，气血亏虚，则人体易病。所以《脾胃论·脾胃盛衰论》说："百病皆由脾胃衰而生也。"

2. 主统血

（1）脾主统血的基本概念

"统"即统摄、控制。脾主统血，是指脾统摄血液在脉内运行、防止其溢出脉外的功能。

（2）机理

脾主统血的机理，关键在于气的固摄作用。盖脾为生气之源，脾气健旺，气足则固摄作用强，血液则循脉运行而不溢出脉外。若脾失健运，气生乏源，气衰而固摄作用减退，血液失去统摄则溢出脉外而为出血。病理上，脾不统血与气不摄血的机理相一致。只是由于脾气的升举特性，及其与肌肉的密切联系，所以习惯把人体下部和肌肉皮下出血，如便血、尿血、崩漏及肌衄等称为脾不统血。脾不统血由气虚所致，一般出血时间较长，色淡质稀，多见于人体下半部，并有气虚见症，如倦怠乏力等。

（二）生理特性

1. 脾气上升

脾气上升，是指脾气向上运动以维持水谷精微的上输和内脏位置相对稳定的生理特性。

（1）脾主升清

"清"即水谷精微。脾气升动，将胃肠吸收的水谷精微上输心、肺、头面，通过心、肺的作用化生气血，以营养濡润全身。

脾气升清，实际上是脾气转输精微的途径与方式之一。脾气升清与胃气降浊相对而言，二者相互为用，相反相成。"脾宜升则健，胃宜降则和"（《临证指南医案·脾胃门》）。脾胃升降为人体气机之枢纽，脾升胃降概括了整个消化系统的生理功能。脾胃之气升降协调，共同完成饮食水谷的消化和水谷精微的吸收、转输。若脾气虚不能升清，浊气亦不得下降，上则因不得精微之滋养而见头目眩晕、精神疲惫；中则因浊气停滞而见腹胀满闷；下则因精微下流而见便溏、泄泻。正如《素问·阴阳应象大论》所说："清气在下，则生飧泄，浊气在上，则生䐜胀。"

（2）升举内脏

脾气上升能维持内脏位置的相对稳定，防止其下垂。

若脾气虚，无力升举，反而下陷，则可导致某些内脏下垂，如胃下垂、肾下垂、阴挺、脱肛等。临床治疗常采用健脾升陷的补中益气汤。"中气"是脾胃二气的合称，是升降协调的冲和之气，其气下陷主要责之脾气不升，故"中气下陷"又称为"脾气下陷"。

2. 喜燥恶湿

（1）脾喜燥恶湿的基本概念

脾喜燥恶湿，是指脾喜燥洁而恶湿浊的生理特性，与胃的喜润恶燥特性相对而言。

（2）机理

脾喜燥恶湿特性与脾运化水饮的生理功能相关联。脾气健运，运化水饮功能正常，水精四布，自无痰饮水湿之患。若脾失健运，运化水饮功能障碍，痰饮水湿内生，即所谓"脾生湿"；水湿产生之后，反而困遏脾气，致使脾气不升，脾阳不振，称为"湿困脾"。外湿侵入人体，也最易损伤脾阳，困遏脾气，引起湿浊内生。内湿、外湿皆易困遏脾气，故说"脾恶湿"。脾体燥洁，脾气方可升转。故《医学求是·治霍乱赘言》说："脾燥则升。"若脾气上升，水饮得以运化，则内湿无以生，外湿无以侵。故称"脾喜燥恶湿"。临床上，对脾生湿、湿困脾的病证，一般是健脾与利湿同治，所谓"治湿不理脾胃，非其治也"（《医林绳墨·湿》）。

（三）与形、窍、志、液、时的关系

1. 脾在体合肉，主四肢

（1）脾在体合肉的基本概念

脾在体合肉，是指全身肌肉及其运动功能赖脾运化的水谷精微的营养。

脾为气血生化之源，全身肌肉赖以营养。脾气健运，气血充旺，肌肉得养，则丰满发达，健壮有力，故《素问·痿论》说："脾主身之肌肉。"反之，脾失健运，气血不足，肌肉失养，则见瘦削，软弱无力，甚至痿弱不用。这也是"治痿独取阳明"（《素问·痿论》）的主要理论依据。

（2）脾主四肢的基本概念

脾主四肢，是指人体四肢及其运动功能赖脾运化的水谷精微的营养。

四肢与躯干相对而言，是人体之末，故又称"四末"。脾气健运，四肢营养充足，活动轻劲有力；若脾失健运，四肢营养不足，则可见倦怠无力，甚或痿弱不用。

2. 脾开窍于口，其华在唇

脾开窍于口，是指饮食口味等与脾运化功能关系密切。脾气健运，则口味正常而食欲增进。所以《灵枢·脉度》说："脾气通于口，脾和而口能知五谷矣。"若脾失健运，则可出现口淡无味、口甜、口腻、口苦等口味异常的感觉，从而影响食欲。

脾其华在唇，是指脾的功能正常与否，可以从口唇色泽等的变化上显露出来。脾为气血生化之源，口唇的色泽是否红润，既是全身气血状况的反映，更是脾胃运化功能状态的反映。所以《素问·五脏生成》说："脾之合，肉也，其荣，唇也。"

3. 脾在志为思

脾在志为思，是指脾的生理功能与情感的思虑密切相关。"思"即思考、思虑，为人之常性，脾之志，然亦与心藏神相关，故有"思出于心，而脾应之"之说。适度思考，对机体的生理活动并无不良影响，但思虑过度、所思不遂，却可影响机体的正常生理活动，尤其是影响脾胃气机，导致脾胃气滞和气结，所以《素问·举痛论》说："思则心有所存，神有所归，正气留而不行，故气结矣。"脾胃气机结滞，脾失升清，胃失降浊，因而出现不思饮食、脘腹胀闷、头目眩晕等症。

4. 脾在液为涎

脾在液为涎，是指脾的生理功能与津液的涎密切相关。涎为口津中较清稀的部分，由脾气布散精微上溢于口而化生，具有保护、润泽口腔，协助食物吞咽和消化的作用。生理状态下，涎液上行于口，进食时分泌尤为旺盛，但不溢于口外。若脾胃不和，或脾气不摄，则可见涎液异常增多，而口涎自出。

5. 与长夏或四时之气相通应

脾与季节通应理论存在两种观点：一为脾属土，与长夏相通应。一为脾属土，居中央，主四时。

（1）脾与长夏通应

长夏（夏至至处暑）之季，气候炎热多雨，湿热相蒸，蕴酿生化，万物华实，合于"土生万物"之象；而脾主运化，为气血化生之源，以奉周身，同气相求，故与长夏而相应。长夏之湿虽主生化，然太过则易困脾，致使脾运不展。故夏秋之交，脾弱者易为湿伤，而多见湿病。若湿与热兼，则见身热不扬、肢体困重、脘闷不舒、纳呆泄泻等症。治疗应重在除湿，所谓"湿去热孤"之法。

（2）脾与四时通应

《素问·太阴阳明论》说："脾者土也，治中央，常以四时长四脏，各十八日寄治，不得独主于时也。"提出脾主四季之末各十八日，认为四时皆有土气，脾不独主一时。脾为"后天之本"，水谷精微因其运化而"灌四傍"。脾气健运，心、肝、肺、肾四脏得养，功能正常，人体康健，正气充足，不易得病，既病也易于康复，即所谓"四季脾旺不受邪"（《金匮要略·脏腑经络先后病脉证第一》）。这也是"脾主四时"的意义之所在。

四、肝

肝位腹中，横膈之下，右胁之内。

肝又称"将军之官""刚脏"，主要生理功能是主疏泄与主藏血。生理特性是肝气升发和肝为刚脏。

（一）主要生理功能

1. 主疏泄

（1）肝主疏泄的基本概念

肝主疏泄是指肝气疏通、畅达全身气机，调畅精血津液运行、脾胃之气升降、胆汁分泌排泄以及情志活动的功能。

一般认为，最早提出肝主疏泄者，为朱震亨的《格致余论·阳有余阴不足论》："主闭藏者肾也，司疏泄者肝也。"

肝气疏通，畅达全身气机，使脏腑经络之气通畅无阻，升降出入运动协调平衡，从而维持全身脏腑、经络、形体、官窍等功能活动的有序进行。

（2）肝主疏泄的生理效应

肝主疏泄功能失常，称为"肝失疏泄"。其病机主要有三个方面：一为肝气郁结，疏泄失职。多因情志抑郁，郁怒伤肝。临床多见闷闷不乐，悲忧欲哭，胸胁、两乳或少腹等部位胀痛不舒等症。二是肝气上逆，疏泄太过。多因暴怒伤肝，或气郁日久化火，导致肝气上逆，升发太过，临床表现为急躁易怒，失眠头痛，面红目赤，胸胁、乳房走窜胀痛，或血随气逆而吐血、咯血，甚则突然昏厥。三是肝气虚弱，疏泄不及，升发无力，表现出一系列因虚而郁的临床症状，如忧郁胆怯、懈怠乏力、头晕目眩、两胁虚闷、时常太息、脉弱等。《灵枢·本神》说："肝气虚则恐。"《古今医统大全·噎膈门》说："夫气郁者，气虚而郁者也，非实也"。

肝主疏泄的生理效应主要表现在以下几个方面：

1）调节血与津液的运行

血与津液的正常运行，有赖于气的推动和调节。肝气疏泄，调畅气机，气行则血行，从而促进血液的运行。肝气疏泄失常，在气机失调的同时，常可见血行异常。如肝气郁结，疏泄失职，可致血行不畅，甚则停滞为瘀，出现月经后期、痛经、闭经、癥积痞块等；若肝气亢逆，疏泄太过，血随气逆，血不循经，可出现吐血、咯血、月经先期、崩漏等；若肝气虚弱，疏泄无力，血行不畅，则见气虚乏力，太息，月经愆期等。临床上，调理肝气治法在瘀血与出血性病证中的应用，其依据即在于此。

气能行津，气行则津布。肝气疏泄，调畅气机，从而促进津液的输布。《济生方·痰饮论治》说："人之气贵乎顺，顺则津液流通。"若肝气郁结，疏泄失职，气滞则津停，痰饮水湿随之而生，从而出现瘰疬、痰核、瘿瘤、乳癖、水肿、鼓胀等症。临床上，疏肝理气治疗痰饮水湿病证，其依据即在于此。

2）调节脾胃气机升降

肝气疏泄，调畅气机，促进并协调脾胃的升降运动，脾气升、胃气降，相反相成，纳运协调，从而保证了饮食物的消化、水谷精微的吸收和糟粕的排泄。肝疏泄功能失常，既可影响脾气升清，致脾失健运、清气下陷，见腹胀、腹泻等症；又可影响胃气降浊，致胃失通降、胃气上逆，见纳呆、脘胀、嗳气、呕吐、便秘等。前者称"肝脾不和"或"肝气犯脾"，后者称"肝胃不和"或"肝气犯胃"。

3）调畅情志

情志活动以气机调畅、气血调和为重要条件。肝气疏泄，调和气血，对情志活动有着重要的调节作用。肝气疏泄，气机调畅，气血调和，则心情开朗，心境平和。若肝气郁结或亢逆，疏泄失职或太过，则可导致情志活动的异常。前者常见情志抑郁、闷闷不乐；后者多见性情急躁、亢奋易怒等。另一方面，情志异常也可影响肝气疏泄，造成肝气郁结或上逆。鉴于肝与情志的密切联系，故临床治疗情志病证多注重调肝。《医贯·郁病论》说："予以一方治其木郁，而诸郁皆因而愈。一方曰何？逍遥散是也。"

4）调节胆汁的分泌排泄

胆汁，又称"精汁"，由肝之精气汇聚而成，贮存于胆囊，排泄进入小肠参与饮食物的消化。"肝之余气溢入于胆，聚而成精"（《东医宝鉴·内录篇》）。胆汁的分泌、排泄是在肝气疏泄作用下完成的。肝气疏泄，畅达气机，胆汁化生正常，排泄通畅。若肝气郁结，疏泄失职，胆汁的分泌排泄障碍，不仅会影响脾胃纳运功能，致厌食、腹胀；而且会导致胆汁郁积，进而形成结石，见胁痛、黄疸等症。若肝气亢逆，肝胆火旺，疏泄太过，则可致胆汁上溢，出现口苦、泛吐苦水等。

5）调节排精、排卵、行经

男子排精、女子排卵与月经来潮等，皆与肝气疏泄密切相关。男子精液的贮藏与施泄，是肝肾二脏疏泄与闭藏作用相互协调的结果。若肝气郁结，疏泄失职，则致排精不畅而见精瘀；若肝火亢盛，疏泄太过，精室被扰，则见梦遗等。

女子月经按时来潮与排卵，同样是肝气疏泄和肾气闭藏相互协调的体现，其中肝气疏泄尤为关键。肝气郁结，疏泄失职，常致月经后期、量少，经行不畅，甚或痛经等；肝气亢逆，或肝火亢盛，疏泄太过，血不循经，常致月经前期、量多，崩漏等。治疗常注重调肝。相对于男子而言，肝的疏泄功能对于女子生殖更为重要，故有"女子以肝为先天"（《临证指南医案·调经》）之说。

2. 主藏血

肝主藏血，是指肝贮藏血液、调节血量以及防止出血的功能。

（1）贮藏血液

贮藏血液是指肝贮藏一定量的血液，以供机体各部分活动之需的功能，故有"血海"之称。其生理效应有以下四个方面：一是濡养肝脏自身及其所属的形体、官窍，维持其正常的功能。如《素问·五脏生成论》说："肝受血而能视，足受血而能步，掌受血而能握，指受血而能摄。"若肝血不足，则可导致筋、爪、目等失养的病证。如血不荣筋则致肢体麻木、筋脉拘挛、肌肉颤动、手足瘈疭等；血不养目则见目涩、目花、目珠刺痛等；血不荣爪则见爪甲脆薄、干枯、易于折断等。二是为经血生成之源。肝血充足、肝气畅达则肝血流注冲脉，冲脉"血海"充盛则月经按时来潮。若肝血不足，常致月经量少，甚或闭经。三是化生和濡养肝气。肝内贮藏充足的血液，能够化生和濡养肝气，维护肝气的充沛及冲和畅达，使之发挥正常的疏泄功能。若肝血不足，则致肝气的化生不足，从而出现疏泄不及的病证。四是化生和濡养魂，维持正常神志及睡眠。《灵枢·本神》说："肝藏血，血舍魂。"肝血充足，则魂有所舍而不妄行游离。若肝血不足，血不养魂，则魂不守舍，而见失眠、多梦、梦魇、梦游、梦呓或幻觉等症。

（2）调节血量

调节血量是指肝调节人体各部分血量分配的功能。人体各部分血量相对恒定，又随机体运动、情绪、外界气候等因素的变化而变化。《素问·五脏生成》说："人卧则血归于肝。"王冰注解说："肝藏血，心行之，人动则血运于诸经，人静则血归于肝脏。"这种调节是通过肝主疏泄与主藏血的协同作用来实现的。

肝调节血量的功能，是以贮藏血液为前提的，并有赖于藏血与疏泄之间的协调平衡。

（3）防止出血

防止出血是指肝收摄血液循行于脉中，不使溢出脉外的功能。临床上，肝藏血功能失职引起的出血，称"肝不藏血"。"肝不藏血"的病机大致有三：一是肝气虚弱，收摄无力。二是肝火亢盛，灼伤脉络，迫血妄行。三是肝阴不足，虚火内扰，引起出血。肝不藏血可见吐血、衄血、咯血，或月经前期、崩漏等出血征象。

肝主疏泄和藏血功能相互为用、相辅相成。肝内贮藏充足的血液，可涵养肝气，维持肝气冲和调达，以保证疏泄功能的正常发挥；而血藏于肝，以及肝血输布外周，或下注冲脉形成月经又需要在肝气疏泄的作用下完成。

（二）生理特性

1. 肝为刚脏的基本概念

肝为刚脏，是指肝的刚强躁急的生理特性。

这一生理特性体现于以下三个方面：生理上，肝属木，木性曲直，故肝气具有柔和与伸展畅达之能；肝气疏泄，调畅全身气机，性喜条达而恶抑郁；肝内寄相火，主升主动。病理上，肝病多见因阳亢、火旺、热极、阴虚而致肝气升动太过的病理变化，如肝气上逆、肝火上炎、肝阳上亢和肝风内动等，从而出现眩晕、面赤、烦躁易怒、筋脉拘挛，甚则抽搐、角弓反张等症状。治疗上，多用镇肝补虚、泻火滋阴、以柔克刚等法，以合木之曲直特性。

由于肝气易亢易逆，肝脏有病常可延及其他脏腑，导致五脏六腑的病变，故有"肝为五脏之贼"之说。

肝为刚脏与肺为娇脏相对而言，肝气左升，肺气右降，左升与右降相反相成，刚脏与娇脏刚柔相济。若肝气升动太过，肺气肃降不及，则可出现"左升太过，右降不及"的肝火犯肺的病理变化。

2. 肝气升发的基本概念

肝气升发，是指肝气向上升动、向外发散以调畅气机的生理特性。

春为四季之始，阳气始发，生机内蕴。肝属木，通于春气。比类春木生长舒展、生机勃发之性，肝亦具有生长升发、条达舒畅的特性。肝气升发则诸脏之气随之调畅，气血冲和，五脏安定，生机不息。如《杂病源流犀烛·肝病源流》说："肝和则生气，发育万物，为诸脏之生化。"

肝气升发，主升主动，职司疏泄，肝之用属阳；肝藏血，肝之体属阴，故有肝"体阴用阳"之说（《临证指南医案·肝风》），肝"体阴用阳"正是对肝气柔和而升发生理特性的表述。

肝气升发有度，有赖于肝阴与肝阳的协调。肝阴不足，易导致肝阳偏盛而升发太过，出现肝火上炎或肝气亢逆的病变；肝阳不足而肝阴偏盛，易发生升发不足，出现肝脉寒滞的病变。

（三）与形、窍、志、液、时的关系

1. 肝在体合筋，其华在爪

（1）肝在体合筋

肝在体合筋是指全身的筋及其运动功能赖肝血的营养。筋附着于骨而聚于关节，联结关节与肌肉。筋与肌肉的伸缩触发肢体关节的屈伸等运动。《灵枢·九针论》说："肝主筋。"肝血液充足，筋得其养，则筋力强健，运动灵活，能耐受疲劳，故又称肝为"罢极之本"（《素问·六节藏象论》）。若肝血亏虚，筋失其养，则可见筋力不健、屈伸不利，故《素问·上古天真论》说："肝气衰，筋不能动。"若筋失其养，血虚生风，则可见手足震颤、肢体麻木、屈伸不利，甚则瘈疭等症。故《素问·至真要大论》说："诸风掉眩，皆属于肝。"

（2）肝其华在爪

肝其华在爪是指肝的功能正常与否，可以从爪甲色泽等的变化上显露出来。爪，即爪甲，包括指甲和趾甲，乃筋之延续，故称"爪为筋之余"。肝血的盛衰，可影响爪甲的枯荣。《素问·五脏生成论》说："肝……其荣爪也。"肝血充足，则爪甲坚韧明亮，红润光泽。若肝血不足，则爪甲脆薄、枯而色夭，甚则变形、脆裂。

2. 肝开窍于目

肝开窍于目，是指目的视物、辨色与肝藏血等功能关系密切。目又称"精明"，司视觉。如《素问·脉要精微论》说："夫精明者，所以视万物，别黑白，审短长。"目的视力，有赖于肝气之疏泄和肝血之营养。肝气调畅，肝血充足，则目能视物辨色。如《素问·五脏生成》说："肝受血而能视。"《灵枢·脉度》亦说："肝气通于目，肝和则目能辨五色矣。"若肝阴血不足，则可见两目干涩，视物不清或夜盲；肝经风热，则可见目赤痒痛；肝火上炎，则可见目赤生翳；肝阳上亢，则头目眩晕；肝风内动，则可见目斜上视等。

需要指出的是，除肝外，目尚与五脏有着广泛的联系，如《灵枢·大惑论》说："五脏六腑之精气，皆上注于目而为之精。精之窠为眼，骨之精为瞳子，筋之精为黑眼，血之精为络，其窠气之精为白眼，肌肉之精为约束，裹撷筋骨血气之精而与脉并为系，上属于脑，后出于项中。"这便是后世"五轮"学说的基础。

3. 肝在志为怒

肝在志为怒，是指肝的生理功能与情感的怒密切相关。怒志人皆有之，一定限度内对人体无害，并有利于肝气的疏泄。但大怒或郁怒不解则易于伤肝，导致肝失疏泄。前者可见疏泄太过，表现为烦躁易怒，甚至血随气逆，发为出血或中风昏厥，如《素问·举痛论》说："怒则气逆，甚则呕血及飧泄。"《素问·生气通天论》说："阳气者，大怒则形气绝，而血菀于上，使人薄厥。"后者则见肝气郁结，表现为心情抑郁，闷闷不乐，故又有"怒伤肝"之说。反之，肝之气血失调常可引起怒志的异常改变。如肝阴血不足，阳气升泄太过，则稍有刺激，即易发怒。故《素问·脏气法时论》说："肝病者……令人善怒。"《杂病源流犀烛·惊悸悲恐喜怒忧思源流》指出："治怒为难，惟平肝可以治怒，此医家治怒之法也。"

4. 肝在液为泪

肝在液为泪，是指肝的生理功能与津液的泪密切相关。泪有濡润、保护眼睛的功能。肝开窍于目，泪从目出，故《素问·宣明五气》说："肝为泪。"生理状态下，泪液分泌适量，濡润眼目而不外溢。而当异物侵入，泪液即可大量分泌，起到清洁眼目和排除异物的作用。此外，极度悲哀，泪液的分泌也可大量增多。病理状态下，则可见泪液的分泌异常。如肝阴血不足之两目干涩；肝经湿热之目眵增多、迎风流泪等症。

5. 与春气相通应

春季阳气始生，生机萌发，万物欣荣，人身肝气升发，主疏泄，喜条达而恶抑郁，同气相求，故与春气相通应。时至春日，人体气血亦随"春生"之气而生生不息。从养生角度，春三月宜"夜卧早起"（《素问·四气调神大论》），即保持心情开朗舒畅，力戒暴怒忧郁等，以顺应春气的生发和肝气的畅达之性。从病理角度，若素体肝气偏旺、肝阳偏亢或脾胃虚弱之人则在春季易于发病，可见眩晕、烦躁易怒、中风昏厥，或情志抑郁，或两胁肋胀痛、胃脘痞闷、嗳气泛恶、腹痛腹泻等症状。

五、肾

肾左右各一，位腰部脊柱两侧。《素问·脉要精微论》说："腰者，肾之府。"

肾又称"先天之本""封藏之本""五脏阴阳之本""水脏"，主要生理功能是主藏精，主生长发育、生殖与脏腑气化，主水，主纳气。生理特性是主蛰守位。

（一）主要生理功能

1. 肾藏精的基本概念

肾藏精，是指肾贮存、封藏精以主司人体的生长发育、生殖和脏腑气化的生理功能。

《素问·六节藏象论》说："肾者，主蛰，封藏之本，精之处也。"精藏于肾而不无故流失，是其发挥正常生理效应的重要条件。

肾精，又称元精或真精，包括先天之精与后天之精，先、后天之精相互资助，相互为用，合化为肾精，其中，又以先天之精为主。肾精所化肾气，主要属先天之气，即元气，又称真气。

肾藏精的生理效应主要有以下两方面：

（1）主生长发育与生殖

其是指肾精、肾气促进机体生长发育与生殖功能成熟的功能。据《素问·上古天真论》，人体生长发育的每个阶段（生、长、壮、老、已），都与肾中精气盛衰有关，并提出以观察"齿、骨、发"的生长状况判断肾中精气盛衰的观点。人体生殖功能的萌生、成熟，乃至衰竭丧失，都是肾中精气盛衰所决定的。

就生长发育而言，出生之后，机体随着肾中精气的逐渐充盛，到幼年期，则表现出头发生长较快、日渐稠密，更换乳齿，骨骼逐渐生长而身体增高；青年期，肾中精气隆盛，表现为长出智齿，骨骼长成，人体达到一定高度；壮年期，肾中精气充盛至极，表现出筋骨坚强，头发黑亮，身体壮实，精力充沛；老年期，随着肾中精气的逐渐衰少，表现出面色憔悴、头发脱落、牙齿枯槁等。肾中精气不足，在小儿则为生长发育不良，五迟（站迟、语迟、行迟、发迟、齿迟），五软（头软、项软、手足软、肌肉软、口软）；在成人则为早衰。

就生殖而言，出生之后，由于肾中精气的不断充盈，天癸随之产生。天癸，是肾中精气充盈到一定程度而产生的、具有促进人体生殖器官发育成熟和维持人体生殖功能作用的一种精微物质。天癸来至，女子月经来潮，男子精气溢泻，说明性器官发育成熟，具备了生殖能力。其后，肾中精气的日趋充盈维持着机体日益旺盛的生殖功能。中年以后，肾中精气逐渐衰少，天癸亦随之衰减，以至竭绝，生殖功能逐渐衰退，生殖器官日趋萎缩。最后，丧失生殖功能而进入老年期。

需要指出的是，生殖之精的正常"溢泻"既是肾阴肾阳协调平衡的结果，又是肾气封藏与肝气疏泄协调平衡的结果。若肾阴不足，相火偏亢，则可见遗精、梦交等；若肾阳不足，阴气偏盛，则可见精冷不育，或宫寒不孕等。肾气虚衰，闭藏失职，可出现滑精、早泄等失精的病变；肝气郁结，疏泄失常，可见精瘀等排精不畅的病变。

（2）主脏腑气化

主脏腑气化是指肾阴肾阳主司脏腑气机及其变化的功能。肾气由肾精所化，分为肾阴、肾阳。肾阳促进机体的温煦、运动、兴奋和气化，又称"真阳""元阳""真火"，为五脏阳气之根本；肾阴促进机体的滋润、宁静、成形和制约阳热等功能，又称"真阴""元阴""真水"，为五脏阴液之根本。肾主脏腑气化是通过肾阳、肾阴来实现的，肾阴、肾阳对立统一，相反相成，平衡协调，在维持肾自身阴阳平衡的基础上，进一步维持了诸脏腑的阴阳平衡，而阴阳平衡是脏腑气化正常进行的必要条件。

肾阳充盛，脏腑、形体、官窍得以温煦，则功能旺盛，精神振奋。若肾阳虚衰，推动、温煦等作用减退，则脏腑功能减退，精神不振，发为虚寒性病证。肾阴充足，脏腑、形体、官窍得以凉润，则脏腑功能健旺而又不至于亢越，精神内守。若肾阴不足，抑制、宁静、凉润等作用减退，则脏腑功能虚性亢奋，精神虚性躁动，发为虚热性病证。

由于肾阴肾阳为一身阴阳的根本，故病理上又有"五脏之伤，穷必及肾"（《景岳全书·杂证谟》）之说。

2. 肾主水的基本概念

肾主水，是指肾主持和调节人体津液代谢的功能。其生理效应主要体现在以下两个方面：

（1）肾气对参与人体津液代谢的促进作用

水饮入胃，在胃主腐熟、小肠主液、大肠主津的作用下，经脾气运化，津液或上输心肺，或"灌四傍"，以发挥其滋养濡润作用。经脏腑、形体、官窍利用后的津液，或通过肺气宣发化为汗液排泄；或通过肺气肃降输送至肾或膀胱化为尿液排泄。可见，机体津液的输布与排泄，是在肺、脾、肾、胃、大肠、小肠、三焦、膀胱等脏腑的共同参与下完成的，而上述各脏腑功能的正常发挥又有赖于肾气的资助与调控。换言之，肾气通过对各脏腑之气的资助和调控，主司和调节着机体津液代谢的各个环节。

（2）肾气的生尿和排尿作用

尿液的生成和排泄是津液代谢的一个重要环节。津液代谢过程中，各脏腑、形体、官窍利用后的津液，经三焦水道下输膀胱，在肾气的蒸化作用下，形成尿液排出体外。尿液的生成与排泄依赖肾阴、肾阳的协调平衡，及肾气蒸化与固摄作用的协调平衡。肾阳虚衰，推动作用减弱，可致津液不化而为水肿；肾阴不足，相火偏亢，可见尿频尿急；肾气虚衰失其固摄，则见尿失禁。故《素问·水热穴论》说："肾者，胃之关也，关门不利，故聚水而从其类也，上下溢于皮肤，故为胕肿。胕肿者，聚水而生病也。"肾因此又有"水脏"之称。

3. 肾主纳气的基本概念

"纳"即摄纳。肾主纳气，是指肾摄纳肺所吸入之清气，防止呼吸表浅的功能。

肺司呼吸，呼气赖肺气宣发，吸气赖肺气肃降。但吸气维持一定的深度，除肺气肃降作用外，还有赖于肾气的摄纳潜藏。故《类证治裁·喘证》说："肺为气之主，肾为气之根。"

肾主纳气实际上是肾的主蛰生理特性在呼吸运动中的具体体现。肾气充沛，摄纳有权，则呼吸均匀和调，气息深深。若肾气亏虚，摄纳无力，则会出现呼吸表浅，或呼多吸少，动则气喘等病理表现，称为"肾不纳气"。

肾的上述功能中，藏精是最基本的。其主生长发育和生殖、主水及主纳气等功能，无一不是藏精功能的延伸。

（二）生理特性

肾的生理特性为主蛰守位。主蛰，喻指肾有潜藏、封藏、闭藏之生理特性，是对其藏精功能的高度概括。由于肾应冬，而冬日"蛰虫周密"（《素问·脉要精微论》），天人一理，比类推理，则知"肾者主蛰"（《素问·六节藏象论》）。肾藏精、主纳气、主生殖等功能，都是肾主蛰生理特性的具体体现。《医学入门·脏腑》说："肾……为封藏之本。"《医碥·杂症》说："肾以闭藏为职。"《小儿药证直诀·脉证治法》则从临床的角度指出了肾主蛰生理特性的重要意义，说："肾主虚，无实也。"

守位，是指肾中相火（肾阳）潜藏不露的生理特性。相火与君火相对而言。君火，即心阳，心之生理之火，又称心火；相对于心火，其他脏腑之火皆称为相火，主要藏于肝肾二脏。君火与相火的关系是"君火以明，相火以位"（《素问·天元纪大论》）。即君火在心，主发神明，以明著为要；相火在肝肾，禀命行令，以潜藏守位为要。心神清明，机体的生命活动有序稳定，相火自然潜藏守位以发挥其温煦、推动功能；肾阴充足，涵养相火，相火则潜藏于肾中而不上僭。

（三）与形、窍、志、液、时的关系

1. 肾在体合骨，生髓，其华在发

肾在体合骨、生髓，是指全身骨骼与运动功能以及骨髓（脑髓、脊髓）的化生赖肾精的营养。肾主骨、生髓，实际上是肾藏精、主生长发育的一个重要组成部分。肾藏精，精生髓，髓居骨中（称"骨髓"）以养骨，骨骼赖之以生长发育。《素问·阴阳应象大论》说："肾生骨髓。"肾精充足，骨髓生化有源，髓以养骨，则骨骼坚固有力；若肾精不足，骨髓生化无源，骨失髓养，则可出现小儿囟门迟闭，骨软无力，以及老年人骨骼脆薄，易于骨折等。

髓有骨髓、脊髓与脑髓之分，三者皆为肾中精气化生。因此，肾中精气的盛衰，不仅影响骨骼的生长发育，而且也影响着脊髓和脑髓的充盈和发育。脊髓上通于脑，髓聚而成脑，故称脑为"髓海"。肾中精气充盈，髓海得养，脑发育健全，充分发挥其"元神之府"的生理功能；反之，肾中精气不足，髓海失养，则形成髓海不足的病理变化。

"齿为骨之余"。齿与骨同出一源，牙齿也由肾中精气所充养，故《杂病源流犀烛·口齿唇舌病源流》说："齿者，肾之标，骨之本也。"牙齿的生长与脱落，与肾中精气盛衰密切相关。肾中精气充沛，则牙齿坚固而不易脱落；肾中精气不足，则牙齿易于松动，甚至早期脱落。

肾其华在发，是指肾的功能正常与否可以从毛发色泽等的变化上显露出来。发的生长赖于血养，故称"发为血之余"。肾藏精，精生血，精血旺盛，则毛发粗壮、浓密而润泽，可见，发的生机又根于肾，故《素问·六节藏象论》说："肾……其华在发。"青壮年精血充盈，发长而光泽；老年人精血虚衰，毛发泛白、枯槁而脱落，皆属常理。临床所见未老先衰、头发枯萎、早脱早白者，则与肾中精气不足和血虚有关。

2. 肾开窍于耳及二阴

肾开窍于耳及二阴，是指耳的听觉与前后阴和肾藏精等功能关系密切。耳司听觉。听觉的灵敏与否，与肾中精气的盈亏有着密切联系。肾中精气充盈，髓海得养，则听觉灵敏，分辨率高，故《灵枢·脉度》说："肾气通于耳，肾和则耳能闻五音矣"。反之，肾中精气虚衰，髓海失养，则可见听力减退，或耳鸣，甚则耳聋。人到老年，肾中精气多见虚衰，听力每多减退，故说肾"在窍为耳"（《素问·阴阳应象大论》）。

二阴,即前阴和后阴。前阴司排尿与生殖,后阴司粪便排泄。前阴的排尿与生殖功能,为肾所主。粪便的排泄本属大肠,但亦与肾气及肾阴、肾阳有关。若肾阴不足,可致肠液枯涸而见便秘;若肾阳虚损,可见泄泻或便秘;若肾气虚衰,固摄失司,则可见久泄滑脱。故《素问·金匮真言论》说:"肾……开窍于二阴。"

3. 肾在志为恐

肾在志为恐,是指肾的生理功能与情感的恐惧密切相关。恐是对事物惧怕的一种精神状态,亦为人之常性。但过度恐惧,可导致"恐伤肾""恐则气下"等病理变化,出现二便失禁,甚则遗精、滑精等症,故说肾"在志为恐"(《素问·阴阳应象大论》)。

惊与恐相似,同为惧怕的心理状态,且可出现相同的病理变化。但两者又有区别:恐为自知,惊为不自知;恐致气下,惊则既可致气下,又可致气乱。《素问·举痛论》说:"惊则气乱。"

4. 肾在液为唾

肾在液为唾,是指肾的生理功能与津液的唾密切相关。唾为口津中较稠厚的部分,为肾精所化,咽而不吐,具有润泽口腔、滋润食物与滋养肾精的作用。由于唾为肾精所化,故《素问·宣明五气》说:"五脏化液……肾为唾。"古代养生家也有"吞唾"以养肾精一法。若多唾或久唾,则易耗损肾中精气。

唾与涎同为口津,但同中有异。涎较清稀,为脾精所化;唾较稠厚,为肾精所生。临床治疗口角流涎多从脾治,唾多频出则多从肾治。

5. 肾与冬气相通应

冬季霜雪严凝,冰凌凛冽之象,自然界物类皆闭藏冬眠以度冬时,人身肾为水脏,藏精主蛰,同气相求,故以肾应冬。时至冬日,人体气血亦随"冬藏"之气而潜藏。从养生角度,冬三月宜"早卧晚起,必待日光"(《素问·四气调神大论》),即保持心志静谧内守,避寒就温,保持皮肤腠理致密,同时进食补阴潜阳的膳食,以顺阴气积蓄、阳气潜藏之性。从病理角度,素体阳虚,或久病阳虚,多在阴盛之冬季发病,即所谓"能夏不能冬"(《素问·四气调神大论》)。

附:命门

"命门"一词,最早见于《黄帝内经》,指眼睛。"命门者,目也"

（《灵枢·根结》）。作为内脏则首创于《难经》，历代各有发挥，明清两代研究尤为深入，出现了各种不同见解，分歧主要集中在命门的形态、部位与生理功能三个方面。

1. 关于命门形态

关于命门的形态，有有形与无形之争。

（1）命门有形

《难经》认为命门有形。如《难经·三十九难》说："肾两者，非皆肾也，其左为肾，右为命门。"张介宾也持同见。《类经附翼·求正录》说："子宫之下有一门，其在女者，可以手探而得，俗人名为产门；其在男者，于精泻之时，自有关阑知觉。请问此为何物？客曰：得非此即命门耶？曰：然也。"

（2）命门无形

孙一奎认为命门无形。《医旨绪余·命门图说》说："命门……若谓属水、属火、属脏、属腑，乃是有形之物，则外当有经络动脉而形于诊，《灵》《素》亦必著之于经也。"赵献可也认为"命门……无形可见"（《医贯·内经十二官论》）。

2. 关于命门的部位

关于命门的部位，有右肾、两肾及两肾之间的区别。

（1）右肾为命门说

《难经》首先提出右肾为命门说。《难经》之后，王叔和、李梴等均认为右肾为命门。其中，李梴《医学入门·命门赋》对命门部位和生理功能的论述尤详，说："命门下寄肾右……配左肾以藏真精，男女阴阳攸分，相君火以系元气，疾病生死是赖。"

（2）两肾总号为命门说

滑寿首倡此说，认为"命门，其气与肾通，是肾之两者，其实一耳。"虞抟则明确提出"两肾总号为命门"（《医学正传·医学或问》）。

（3）两肾之间为命门说

此说首推赵献可。《医贯·内经十二官论》说："命门即在两肾各一寸五分之间，当一身之中，《黄帝内经》曰'七节之旁，中有小心'是也，名曰命门，是真君真主，乃一身之太极，无形可见，而两肾之中，是其安宅也。"赵氏之说对后世影响很大，清代医家陈士铎、陈修园、林珮琴等皆认为命门部位在两肾之间。

3. 关于命门的功能

关于命门的功能，有主火、共主水火和非水非火之肾间动气之不同。

（1）主火论

赵献可认为命门即是真火，主持一身阳气。《医贯·内经十二官论》说："余有一譬焉，譬之元宵之鳌山走马灯，拜者舞者飞者走者，无一不具，其中间唯是一火耳……夫既曰立命之门，火乃人身之至宝。"陈士铎《石室秘录·伤寒相舌秘法》也认为："命门者，先天之火也。"

（2）共主水火论

张介宾强调命门具有阴阳水火二气。《景岳全书·传忠录》提出："命门为元气之根，为水火之宅。五脏之阴气，非此不能滋；五脏之阳气，非此不能发。"

（3）肾间动气论

孙一奎认为命门非水非火，只是一种元气发动之机，为生生不息造化之机枢，即《难经·八难》所谓的"肾间动气"。《医旨绪余·命门图说》指出："命门乃两肾中间之动气，非水非火，乃造化之枢纽，阴阳之根蒂，即先天之太极。"

综观以上各种观点，虽对命门的形态、部位、生理功能有着不同的见解，但关于命门与肾息息相通的认识又是基本一致的。历代医家大多认为命门与肾同为五脏之本。目前一般认为，命门无非强调肾中阴阳的重要性，是调节人体全身阴阳的枢纽。

第三节　六　　腑

六腑是胆、胃、小肠、大肠、膀胱、三焦的总称。其共同生理功能是受盛和传化水谷，生理特点是"泻而不藏""实而不能满"。饮食物的消化吸收和排泄，须通过消化道的七道门户，《难经》称为"七冲门"。如《难经·四十四难》说："唇为飞门，齿为户门，会厌为吸门，胃为贲门，太仓下口为幽门，大肠小肠会为阑门，下极为魄门，故曰七冲门也。"

六腑气机具有通降下行的特性，故有"六腑以通为用，以降为顺"之说。

一、胆

胆居六腑之首，又为奇恒之腑。胆位右胁，附于肝之短叶间。

胆又称"中精之府""清净之府""中清之府"，其主要生理功能是贮藏和排泄胆汁，以及主决断。

（一）主要生理功能

1. 贮藏和排泄胆汁

胆汁由肝之精气汇聚而成，贮存于胆囊，排泄进入小肠参与饮食物的消化、吸收。胆汁分泌排泄障碍，常可影响脾胃纳运功能，出现厌食、腹胀、腹泻等症状。若湿热蕴结胆腑，胆汁外溢，浸渍肌肤，则发为黄疸，出现目黄、身黄、小便黄等症状。相对于肝气升发，胆气则以下降为顺，若胆气不利，气机上逆，胆汁上溢，则可出现口苦、呕吐黄绿苦水等症状。

2. 主决断

胆主决断，是指胆对事物进行判断、作出决定的功能。精神活动的决断作用与胆有一定关系。胆能消除惊恐等情志的影响并作出正确判断的功能，故称"中正之官"（《素问·六节藏象论》）。胆气强者勇敢果断；若胆气虚弱，则可见胆怯易惊善恐、谋虑而不决、心悸失眠多梦等。

（二）为奇恒之腑

中医学以胆汁为精纯、清净的精微物质，称"精汁"，故胆有"中精之府""清净之府"或"中清之府"之称。胆形态中空、排泄胆汁参与消化类似六腑，但其内盛"精汁"则又与五脏"藏精"的生理特点相似，似脏非脏，似腑非腑，故又谓奇恒之腑。

二、胃

胃与脾同居中焦，二者"以膜相连"（《素问·太阴阳明论》）。胃因其中空而有"胃脘"之名，分上、中、下三部：胃的上部为上脘，包括贲门；胃的下部为下脘，包括幽门；上下脘之间的部分为中脘。

胃又称"太仓""水谷之海""水谷气血之海""仓廪之官"。其主要生理功能是受纳水谷和腐熟水谷，生理特性是胃气通降和喜润恶燥。

（一）主要生理功能

1. 胃主受纳水谷的基本概念

胃主受纳水谷，是指胃气具有接受和容纳饮食水谷的功能。

饮食入口，在胃气通降作用下，由胃接受与容纳，故胃有"太仓""水谷之海""仓廪之官"之称。由于机体精气血津液的化生，都依赖于饮食水谷，故胃又有"水谷气血之海"之称。胃主受纳，既是其腐熟功能的基础，又是饮食物消化吸收的基础。因此，胃主受纳功能的强弱，可从食欲和饮食多少反映出来。

2. 胃主腐熟水谷的基本概念

胃主腐熟水谷，是指胃气将饮食物初步消化，并形成食糜的功能。

容纳于胃的饮食物，经胃气腐熟作用，部分精微得以吸收并由脾气转输至全身；而食糜则下传于小肠作进一步消化。

（二）生理特性

1. 胃气通降

胃气通降，是指胃气向下运动以维持胃肠道通畅的生理特性。具体体现有四个方面：一是饮食物入胃，胃容纳而不拒斥；二是经胃气腐熟作用而形成的食糜，下传小肠作进一步消化；三是食物残渣下传大肠，燥化后形成粪便；四是粪便有节度地排出体外。所以说"胃主通降，以降为和"。

胃气通降是胃主受纳的前提条件。胃气不降则出现纳呆脘闷、胃脘胀满或疼痛、大便秘结等症。若胃气不降反而上逆，则出现恶心、呕吐、呃逆、嗳气等候。

脾胃并居人体之中焦，为脏腑气机升降的枢纽。肝肾之气随脾气而升，心肺之气随胃气而降。胃气不降，可影响心火和肺气的下降，在腹胀、便秘的同时，可伴见心烦、失眠、口舌生疮、牙龈咽喉肿痛等病变。如《素问·逆调论》即有"胃不和则卧不安"之论。

2. 喜润恶燥

胃喜湿恶燥，是指胃喜津润而恶燥热的生理特性，与脾喜燥恶湿特性相对而言。胃主受纳腐熟，不仅依赖胃气的推动，亦需胃中津液的濡润。胃中津液充足，则能维持其受纳腐熟功能和通降下行的特性。又胃为阳土，其病易成燥热，胃中津液每多受损。所以，临床治疗胃疾，强调保护胃中津液。

即使必用苦寒泻下之剂，也应中病即止，不可妄施，以免化燥伤阴。

三、小肠

小肠位腹中，上口与胃在幽门相接，下口与大肠在阑门相连，呈迂曲回环叠积的管腔状。主要生理功能是受盛化物，泌别清浊，小肠主液。

（一）主受盛、化物

（1）小肠主受盛、化物的基本概念

小肠主受盛、化物，是指小肠接受、盛纳食糜并作进一步消化的功能。

（2）机理

主要表现于以下两个方面：一是小肠盛纳由胃腑下传的食糜，即受盛作用；二是小肠对食糜作进一步消化，即化物作用。小肠受盛、化物功能失调，表现为腹胀、腹泻、便溏等。

（二）主泌别清浊

（1）小肠主泌别清浊的基本概念

小肠主泌别清浊，是指小肠在受盛化物的基础上，将水谷分为清浊两部分的功能。

（2）机理

"泌"，即分泌；"别"即分别；"清"即水谷精微；"浊"即糟粕。食糜经小肠进一步消化，分别为水谷精微和食物残渣两部分，水谷精微得以吸收，食物残渣则下输大肠。小肠泌别清浊功能正常，则精微、糟粕各走其道，二便正常。若小肠泌别清浊的功能失常，清浊不分，就会出现便溏泄泻等症。

（三）小肠主液

（1）小肠主液的基本概念

小肠主液，是指小肠吸收津液的功能。

（2）机理

小肠在吸收谷精的同时也吸收了津液，故有"小肠主液"一说。由于"小肠主液"，参与了津液代谢，故与尿液的生成相关。若"主液"功能异常，津液偏走大肠，则可出现大便溏泄、小便短少等症，故有"利小便即所以实大便"之治法。

四、大肠

大肠位腹中，上口在阑门与小肠相接，下端连肛门（又称"魄门"），呈回环叠积的管腔状。主要生理功能是传化糟粕和主津。

（一）传化糟粕

（1）大肠传化糟粕的基本概念

大肠传化糟粕，是指大肠接受食物残渣，形成粪便排出体外的功能，故称为"传导之官"（《素问·灵兰秘典论》）。

（2）机理

大肠传导糟粕功能失常，则出现排便异常，常见大便秘结或泄泻。若湿热蕴结大肠，大肠传导失常，还会出现腹痛、里急后重、下痢脓血等。

大肠传化糟粕，实为对小肠泌别清浊的承接。此外，尚与胃气通降、肺气肃降、脾气运化、肾气推动和固摄作用有关。胃气通降，实际上涵括了大肠对糟粕的排泄作用；肺与大肠相表里，肺气肃降有助于糟粕的排泄；脾气运化，有助于大肠对食物残渣中津液的吸收；肾气的推动和固摄作用，主司二便的排泄。

（二）大肠主津

（1）大肠主津的基本概念

大肠主津，是指大肠吸收食物残渣中的津液，并使之形成粪便的功能，即所谓"燥化"作用。

（2）机理

大肠主津功能失常，津液不得吸收，与糟粕俱下，可出现肠鸣、腹痛、泄泻等症；若大肠实热，消烁津液，或大肠津亏，肠道失润，又会导致大便秘结不通。

大肠主津与小肠主液不同，小肠主液，吸收津液中较稠、营养物质较丰富的部分；大肠主津，吸收津液中较稀、营养成分较低的部分。

五、膀胱

膀胱又称"脬"，位下腹部，居肾之下，大肠之前，呈中空的囊状。主要生理功能是贮存尿液和排泄尿液。

（一）贮存尿液

人体的津液通过肺、脾、肾等脏腑而布散全身，发挥其滋养濡润作用。其利用后的浊液下归于膀胱而为尿液，并由膀胱贮存，故膀胱又称"州都之官"（《素问·灵兰秘典论》）。

（二）排泄尿液

尿液贮于膀胱，当达到一定的量，经膀胱的司开合作用，则可从溺窍排出体外。若膀胱开合失权，既可出现小便不利或癃闭，又可出现尿频、尿急、遗尿、小便失禁等，故《素问·宣明五气论》说："膀胱不利为癃，不约为遗尿。"

六、三焦

三焦有六腑三焦与分部三焦（人体部位划分）的不同，六腑三焦为六腑之一，六腑中唯三焦最大，故称"大府"；无脏腑与之匹配，又称"孤府"。主要生理功能是通行元气和运行津液。

分部三焦的人体部位划分，以膈上为上焦，膈至脐为中焦，脐以下为下焦。生理特点是上焦如雾，中焦如沤，下焦如渎。

（一）六腑三焦的主要生理功能

六腑三焦的主要生理功能有二：一是通行元气，是指元气通过三焦而运行全身。二是运行津液，是指三焦为津液升降出入的通道，故又称"决渎之官"（《素问·灵兰秘典论》）。参与津液代谢的各器官，必以三焦为通道，才能正常升降出入，所以把津液代谢的平衡协调称为"三焦气化"。可见，三焦运行津液功能实际上是参与津液代谢的各脏腑的综合作用。

六腑三焦的以上两大生理功能实际上是一个功能的两个方面，津液的运行赖于气的推动作用，而人体之气又依附于津、血等而存在。

（二）分部三焦的生理特点

1. 上焦如雾

上焦如雾是指上焦宣发卫气、敷布水谷精微和津液的作用，如雾露之溉。上焦在横膈以上，主要包括心、肺两脏。其生理特点"上焦如雾"（《灵枢·营卫生会》），是对心肺输送营养至全身的作用和形式的形象概括。

2. 中焦如沤

中焦如沤是指中焦消化饮食物的作用，如同沤渍食物。中焦在膈下脐上，主要包括脾胃、肝胆等脏腑。其生理特点"中焦如沤"（《灵枢·营卫生会》），是对脾胃消化吸收饮食物作用的形象概括。

3. 下焦如渎

下焦如渎是指下焦排泄糟粕，有如水沟排泄。下焦在脐以下，主要包括肾、膀胱、大小肠、女子胞等脏腑。其生理特点"下焦如渎"（《灵枢·营卫生会》），是对排泄废物作用的形象概括。

第四节　奇 恒 之 腑

奇恒之腑，是脑、髓、骨、脉、胆、女子胞的总称，为形态似腑，功能似脏，似脏非脏，似腑非腑，异于常态的一类脏腑。

脉、骨、髓、胆已于"五脏"与"六腑"节中介绍，本节只介绍脑和女子胞。

一、脑

脑居颅腔之中，由髓汇集而成。

脑又称"髓海""元神之府"，主要生理功能是主宰生命活动，主精神意识，主感觉运动。

（一）主要生理功能

1. 主宰生命活动

"脑为元神之府"（《本草纲目·辛夷》），元神来自先天，两精相搏，随形具而生之神，即为元神，属先天之神。《灵枢·本神》说："两精相搏谓之神。"《灵枢·经脉》说："人始生，先成精，精成而脑髓生。"元神藏于脑中，是生命的枢机，主宰人体的生命活动。元神存则生命立，元神败则生命息。得神则生，失神则亡。

2. 主精神意识

人的意识、思维、情感等精神活动有着层次的区别，作为精神活动高级形式的思维、意识等，是在"元神之府"脑的调控下，通过心的"任物"（《灵枢·本神》）作用，于后天获得的结果，属后天之神，又称"识神"。故张锡纯《医学衷中参西录·人身神明诠》说："脑中为元神，心中为识神。"后天之神为先天"元神"所调控。因此，脑为意识、思维等精神活动的枢纽。"元神之府"正常，则精神饱满，意识清晰，思维灵敏，记忆力强，语言清晰，情感活动正常。反之，则出现意识、思维及情感方面的异常。

3. 主感觉运动

位于头面，与脑相通的口、舌、眼、鼻、耳五官诸窍及其相应的视、听、言、动等感觉功能，皆与脑密切相关。如《医林改错·脑髓说》说："两耳通脑，所听之声归于脑……两目系如线长于脑，所见之物归于脑……鼻通于脑，所闻香臭归于脑……看小儿……至周岁，脑渐生……舌能言一二字。"

脑主元神，神能驭气，布散动、觉之气于诸筋而达百节，令之运动，故脑能统领肢体运动。髓海充盈，主司感觉运动功能正常，则视物精明，听力聪慧，嗅觉灵敏，感觉无殊，运动如常，轻劲多力；若髓海不足，主感觉运动功能失常，不论虚实，都会出现听觉失聪、视物不明、嗅觉不灵、感觉障碍、运动不能、懈怠安卧等症。

（二）与脏腑精气的关系

肾藏精，精生髓，髓汇聚而成脑，故脑与肾的关系密切。如《医学入门·天地人物气候相应图》说："脑者髓之海，诸髓皆属于脑……髓则肾主之。"因先天之精赖后天之精的培育，故脑与五脏六腑之精也有着联系。五脏精气充，则肾之精气盈；肾之精气盈，则脑髓满；脑髓满，则脑之功能正常。

此外，精神活动虽由脑与心主司，但又与五脏密切相关，故有"五神脏"之说。如《素问·宣明五气》说："心藏神，肺藏魄，肝藏魂，脾藏意，肾藏志。"《素问灵枢类纂约注》说："肝藏魂，人之知觉属魂；肺藏魄，人之运动属魄。"可见，精神思维由心所司，知觉主要由肝所司，运动主要由肺所司，意念、智慧主要由脾所司，意志和记忆主要由肾所司。五脏之所以藏神，是因为神以形立，五脏所藏精气乃神的物质基础。

神虽分藏于五脏，但总由脑之"元神"与心之"识神"调节和控制。

二、女子胞

女子胞位于小腹部，在膀胱之后，直肠之前，下口（即胞门，又称子门）与阴道相连，呈倒置的梨形。

女子胞又称胞宫、子宫、子脏、胞脏、子处、血脏，主要生理功能是主持月经和孕育胎儿。

（一）主要生理功能

1. 主持月经

月经又称月信、月事、月水，是女子"天癸"来至后周期性子宫出血的生理现象，故胞宫有主持月经的功能。据《素问·上古天真论》女子二七，即 14 岁，生殖器官发育成熟，子宫发生周期性变化，约 1 月（28 天）周期性排血一次，即月经开始来潮，如《血证论·男女异同论》说："女子胞中之血，每月换一次，除旧生新。"女子七七，即 49 岁，"天癸"竭绝，月经闭止。月经周期中还要排卵一次。

2. 孕育胎儿

胞宫是女子孕育胎儿之腑。《中西汇通医经精义·下卷》说："女子之胞，一名子宫，乃孕子之处。"女子发育成熟，应时排经、排卵，便具备生殖能力。此时，两性交媾，两精相合，就构成了胎孕。《类经·藏象类》说："阴阳交媾，胎孕乃凝，所藏之处，名曰子宫。"受孕之后，血气下注冲任到达胞宫以养胎，培育胎儿以至成熟而分娩。

（二）与脏腑经脉的关系

女子胞的主持月经、孕育胎儿功能，是一个复杂的生理过程，与天癸、冲任二脉和心、肝、脾、肾等脏有着密切的联系。

1. 与"天癸"的关系

"天癸"是肾中精气充盈到一定程度而产生的，具有促进人体生殖器官发育成熟和维持人体生殖功能作用的一种精微物质。在"天癸"的促发下，女子胞发育成熟，月经来潮，从而为孕育胎儿准备条件。

2. 与经脉的关系

女子胞与冲、任、督、带及十二经脉均有密切关系。其中又以冲、任、督、带为最。

冲脉上渗诸阳，下灌三阴，与十二经脉相通，为"十二经脉之海""五脏六腑之海""血海"。冲脉气血注于胞宫，胞宫得以泄溢经血，孕育胎儿。故《景岳全书·妇人规》说："经本阴血也，何脏无之，唯脏腑之血皆归冲脉，而冲为五脏六腑之血海，故经言太冲脉盛则月事以时下，此可见冲脉为月经之本也。"

任脉为"阴脉之海"，一身阴血经任脉聚于胞宫，妊养胎儿，故称"任主胞胎"。冲为血海，任主胞胎，二者相资，方能有子。所以，胞宫的生理功能与冲任二脉的关系尤为密切。

督脉为"阳脉之海"，与任脉同起于胞中，交会于龈交，沟通阴阳，并与肾相通，肾为先天之本，主生殖，故与胞宫的经、孕、胎、产生理活动密切相关。

带脉既可约束、统摄冲任督三经的气血，又可固摄胞胎。

十二经脉气血经冲脉、任脉、督脉灌注于胞宫，为经血之源，胎孕之本。女子胞直接或间接与十二经脉相通，禀受脏腑之气血，泄而为经血，藏而育胞胎，从而完成其生理功能。

3. 与脏腑的关系

月经为血所化。心主血脉，肝藏血、主疏泄，脾为气血生化之源而统血，心、肝、脾三脏对全身血液的化生和运行有着重要的调节作用。月经的来潮和周期，以及孕育胎儿，均离不开气血的充盈和血液的正常调节。因此，月经的来潮与心、肝、脾三脏的生理功能密切相关。若心神不安，常引起月经紊乱。若肝藏血、脾统血功能减退，则可引起月经过多、周期缩短、经期延长、崩漏等病证。反之，若脾化生气血不足，肝血亏虚，则月经量少色淡，甚至经闭，而且不易受妊。

综上所述，女子胞的生理功能若从脏腑、经络而论，主要与心、肝、脾、肾和冲、任二脉的关系最为密切。

附：精室

男子之胞称"精室"，具有藏精与生殖功能，为肾所主，并与冲任相关。故《中西汇通医经精义·下卷》说："女子之胞，男子为精室，乃血气交会，化精成胎之所，最为紧要。"睾丸，又称外肾。"外肾，睾丸也"（《中西医粹》），亦称势。"宦者少时去其势，故须不生。势，阴丸也，此言宗筋，亦指睾丸而言"（丹波元简注《灵枢·五音五味》）。

第五节 脏腑之间的关系

脏腑的功能活动不是孤立的，而是一个统一的有机整体，彼此之间存在着复杂的联系。其主要关系大致有三类：脏与脏之间的关系、腑与腑之间的关系以及脏与腑之间的关系。尽管脏腑之间的关系纷繁复杂，但又遵循着以下共同规律：首先，肾阴肾阳是脏腑阴阳的根本。其次，脾胃盛衰决定着脏腑气血的多少。第三，心为五脏六腑之大主，五脏六腑的各种功能活动都是在心的主宰下进行的。

一、脏与脏之间的关系

脏与脏之间的关系，古人多以五行生克乘侮理论进行阐述。目前则突破了五行学说的局限，主要从生理功能层面来阐述。

（一）心与肺

心与肺的关系，主要是心主血和肺主气、心主行血和肺主呼吸之间的关系。

心主一身之血，肺主一身之气，两者相互协调，保证气血的正常运行。心主血脉，血液循行正常，以维持肺呼吸功能的正常进行，故有"呼出心与肺"（《难经·四难》）之说。而肺"朝百脉"，辅心行血，又是心主血脉以推动血液正常运行的必要条件。由于宗气具有贯心脉行气血、走息道行呼吸的生理功能，从而强化了血液运行与呼吸之间的联系，成为联结心、肺的中心环节。病理上，肺气虚或肺失宣降，均可影响心的行血功能，而导致血液运行涩迟，出现胸闷、心率改变，甚则唇青、舌紫等血瘀症状。另一方面，若心气不足，心阳不振，瘀阻心脉，也会影响肺气宣降，从而出现咳嗽、气促等病理现象。

（二）心与脾

心与脾的关系，主要表现在血液生成与运行上的相互为用、相互协同。

1. 血液生成

脾主运化，为气血生化之源，水谷精微经脾转输至心肺，贯注于心脉而化赤为血。心主血脉，心血养脾以维持其运化功能。病理上，若脾失健运，化源不足，可导致血虚而心失所养。劳神思虑过度，不仅暗耗心血，又可损伤脾气，形成心脾两虚证。临床常见眩晕、心悸、失眠、多梦、腹胀、食少、体倦乏力、精神萎靡、面色无华等症，治之以补养心脾的归脾汤之类。

2. 血液运行

心主血脉，推动血行；脾主统血，防止出血，二者相反相成、协调平衡，维持着血液的正常运行。病理上，若心气不足，行血无力；或脾气虚损，统摄无权，均可导致血行失常，或见气虚血瘀，或见气不摄血的出血。

（三）心与肝

心与肝的关系，主要表现在行血与藏血以及情志调节两个方面。

1. 行血与藏血

心主行血，肝主藏血，二者相互配合，共同维持血液的正常运行。所以说："肝藏血，心行之"（王冰注《素问·五脏生成论》）。心气充沛，心血充盈，则血行正常，肝有所藏；肝血充足，疏泄正常，有效进行血量调节，有利于心行血功能的正常发挥。心血与肝血基本上概括了全身之血液。病理上，全身血液亏虚，主要表现为心血虚、肝血虚和心肝血虚证。此外，心血瘀阻可累及肝，肝血瘀阻亦可累及心，最终导致心肝血瘀的病理变化。

2. 情志调节

心藏神，主宰精神、意识、思维及情志活动。肝主疏泄，调畅气机与情志。二脏相互为用，共同维持正常的精神情志活动。心血充盈，心神健旺，有助于肝气疏泄，情志调畅；肝气疏泄正常，情志舒畅，亦有利于心神内守。病理上，心神不安与肝气郁结、心火亢盛与肝火亢逆常可并存或相互引动。前者可出现以精神恍惚、情绪抑郁为主的病证；后者则出现以心烦失眠、急躁易怒为主的病证。

（四）心与肾

心与肾的关系，一般概括为"心肾相交"，包括水火既济、精神互用、君相安位等内容。

1. 水火既济

心居上焦属阳，在五行属火；肾居下焦属阴，在五行属水。心火（阳）须下降于肾，使肾水不寒；肾水（阴）须上济于心，使心火不亢。心与肾水火升降互济，维持两脏之间生理功能的协调平衡。肾阴上济依赖肾阳的鼓动，心火下降依赖心阴的凉润。肾阴在肾阳的鼓动作用下化为肾气以上升济心，心火在心阴的凉润作用下化为心气以下行助肾。如《吴医汇讲·石芝医话》说："水不升为病者，调肾之阳，阳气足，水气随之而升；火不降为病者，滋心之阴，阴气足，火气随之而降。"

2. 精神互用

心藏神，肾藏精。精化气生神，为气、神之基；神统精驭气，为精、气之主。故积精可以全神，神全可以统驭精气。如《类经·摄生类》说："虽神由精气而生，然所以统驭精气而为运用之主者，则又在吾心之神。"

3. 君相安位

心为君火，肾为相火（命火）。君火在上，如日照当空，为一身之主宰；相火在下，为神明之臣辅。相火秘藏，禀命守位，则心阳充足；心阳充盛，则相火潜藏守位。君火相火，各安其位，则心肾上下交济。

病理上，心与肾之间水火、阴阳、精神的动态平衡失调，称为"心肾不交"。主要表现为水不济火，肾阴虚于下而心火亢于上的阴虚火旺，症见以失眠为主症的心悸、怔忡、心烦、腰膝酸软，或见男子梦遗、女子梦交等症；或肾阳虚与心阳虚互为因果的心肾阳虚、水湿泛滥，如肾阳虚水泛，上凌于心，可见水肿、惊悸等"水气凌心"之证候；或肾精与心神失调的精亏神逸的病理变化。

（五）肺与脾

肺与脾的关系，主要表现于气的生成和津液代谢两个方面。

1. 气的生成

肺主呼吸，吸入自然界清气；脾主运化水谷，化生谷气。清气与谷气合为宗气，宗气与元气合为一身之气。因元气定于先天，故一身之气的盛衰主要取决于宗气的生成。因此，肺的呼吸功能和脾的运化功能是否健旺与气的盛衰密切相关。病理上，肺气虚累及脾（子病犯母），脾气虚影响肺（母病及子），终致肺脾两虚之候。

2. 津液代谢

肺主行水，脾运化水饮，二者在津液代谢尤其是津液的输布中相互为用。肺主行水有助于脾运化水饮，防止内湿产生；脾运化水饮，转输津液，散精于肺，不仅是肺主行水的前提，而且也为肺的生理活动提供了必要的营养。病理上，脾失健运，水液停滞，聚而生痰、成饮，影响及肺则出现喘咳痰多等临床表现。所以说"脾为生痰之源，肺为贮痰之器"。肺病日久也可影响到脾，而致脾的运化水饮功能失常，从而出现纳食不化、腹胀、便溏，甚则水肿等病理表现。

（六）肺与肝

肺与肝的关系，主要表现于气机升降调节方面。

"肝生于左，肺藏于右"（《素问·刺禁论》）是对肝肺气机升降特点的概括。肝气从左升发，肺气由右肃降。肝气以升发为宜，肺气以肃降为顺。肝升肺降，一升一降，升降协调，对全身气机的调畅、气血的调和起着重要的调节作用。肺气肃降利于肝气升发；肝气升发利于肺气肃降。肝升肺降，相互制约，相互为用。病理上，肝郁化火，肝升太过，可致肺失肃降，而出现咳嗽、胸痛、咯血等肝火犯肺证，阴阳学说称"左升太过，右降不及"，五行学说称"木火刑金"或"木旺侮金"。反之，肺失清肃，燥热内盛也可伤及肝阴，致肝阳亢逆，在咳嗽的同时，出现头痛、易怒、胁肋胀痛等肺病及肝之候。

（七）肺与肾

肺与肾的关系，主要表现于呼吸运动、津液代谢和阴阳互资三个方面。

1. 呼吸运动

肺主呼气，肾主纳气，肺的呼吸功能，尤其是呼吸的深度需要肾的纳气作用来维持。肾气充盛，吸入之气方能经肺气肃降而下纳于肾。病理上，肺气久虚、肃降失司与肾气不足、摄纳无权往往互为影响，以致出现气短喘促、呼吸表浅、呼多吸少等肾不纳气的病理变化。

2. 津液代谢

肺主行水，肾为水脏。肺为水之上源，将津液向下输送至肾与膀胱。肺主行水，又赖于肾气及肾阴肾阳的促进与调节。二者协同维持着机体津液的正常输布与排泄。病理上，若肺失宣肃，行水失职，必累及于肾，而致尿少，甚则水肿。肾阳不足，则水泛为肿，甚则上为喘呼，咳逆倚息而不得平卧。

3. 阴阳互资

肺金为肾水之母，肺与肾阴阳相互资生。肺阴充足，下输于肾，使肾阴充盈；肾阴为诸阴之本，肾阴充盛，上滋于肺，使肺阴充足。病理上，肺肾阴虚既可同时并见，亦可互为因果，从而出现两颧嫩红、骨蒸潮热、盗汗、干咳音哑、腰膝酸软等症。此外，肾阳为诸阳之本，又能资助肺阳；肺阳亦能下熙肾阳。病理上，肺肾阳虚常相互影响，老年久病痰饮喘咳多属肺肾阳虚。

（八）肝与脾

肝与脾的关系，主要表现在疏泄与运化的相互为用、藏血与统血的相互协调关系。

1. 疏泄与运化互用

肝主疏泄，脾主运化，肝脾两脏的关系，首先在于疏泄与运化之间的相互为用。脾主运化有赖于肝气疏泄，肝气疏泄正常，脾胃升降，胆汁疏利，则脾气健运。脾气健运，气血生化有源，肝体得以濡养而肝气冲和条达，则肝之疏泄气机调畅。若肝失疏泄，无以助脾之升散，则可引起"木不疏土"，亦称之为"肝脾不和"，可见精神抑郁、胸胁胀满、腹胀腹痛、泄泻便溏等症。脾失健运，也可导致肝失疏泄，引起"土壅木郁"之证。若因脾虚生湿化热，湿热郁蒸肝胆，胆热液泄，则可形成黄疸。

2. 藏血与统血协调

肝藏血，脾统血，脾气健运，生血有源，统血有权，则肝有所藏；肝血充足，疏泄调畅，血量得以有效调节，且能防止出血。肝脾相互协调，共同维持血液的正常运行。病理上，脾气虚弱，则血液生化无源而血虚；或统摄无权而出血，均可导致肝血不足。此外，肝不藏血也会与脾不统血同时并见，临床称为"藏统失司"。

（九）肝与肾

肝与肾的关系，一般概括为"肝肾同源"（又称"乙癸同源"，以天干配五行，肝属乙木，肾属癸水，故称），包括精血同源、藏泄互用和阴阳互滋互制等。

1. 精血同源

肝藏血，肾藏精，精血同源于水谷精微，且能相互转化资生，故曰"精血同源"。《张氏医通·诸血门》说："气不耗，归精于肾而为精；精不泄，归精于肝而化清血。"肾精肝血，荣则俱荣，损则俱损。病理上，肾精与肝血病变亦常相互影响。肾精亏损可导致肝血不足；反之，肝血不足也可引起肾精亏损，以致出现头昏目眩、耳聋耳鸣、腰膝酸软等肝肾精血两亏之证。

2. 藏泄互用

肝主疏泄，肾主封藏，二者之间存在着相互制约、相互为用的关系。疏泄与封藏相反相成，从而调节女子的月经来潮、排卵和男子的排精功能。病理上，肝肾藏泄失调，女子可见月经失调、月经量多或闭经，以及排卵障碍；男子可见阳痿、遗精、滑精或阳强不泄等症。

3. 阴阳互滋互制

肝肾阴阳之间存在着相互滋养和相互制约的联系。肾阴滋养肝阴，共同制约肝阳，则肝阳不亢；肾阳资助肝阳，共同温煦肝脉，可防肝脉寒滞。肝肾阴阳之间互滋互用维持了肝肾之间的协调平衡。病理上，肾阴不足可累及肝阴；肝肾阴虚，阴不制阳，水不涵木，又易致肝阳上亢，可见眩晕、中风等。肾阳虚衰可累及肝阳；肝肾阳虚，阳不制阴，阴寒内盛，可见下焦虚寒，肝脉寒滞，出现少腹冷痛、阳痿精冷、宫寒不孕等症。

（十）脾与肾

脾与肾的关系，主要表现在先天后天相互资生和津液代谢方面。

1. 先天后天相互资生

脾为后天之本，肾为先天之本，脾肾关系首先是先后天关系。脾气健运，有赖于肾阳的温煦、推动，故有"脾阳根于肾阳"之说。肾藏精，肾精有赖于水谷精微不断培育与充养。后天与先天，相互资生，相互促进。先天温养激发后天，后天补充培育先天。病理上，二者亦常相互影响，互为因果。如肾阳不足，导致脾阳虚亏，可见腹部冷痛、下利清谷，或五更泄泻、水肿等症。若脾阳久虚，进而可损及肾阳，而成脾肾阳虚之病证。

2. 津液代谢

脾运化水饮，肾主水，脾肾二脏相互协同，共同维持津液代谢的协调平衡。病理上，脾失健运，水湿内生，可发展至肾虚水泛；而肾虚气化失司，水湿内蕴也可影响脾的运化功能，最终均可导致尿少浮肿、腹胀便溏、畏寒肢冷、腰膝酸软等脾肾两虚、水湿内停之证。

二、腑与腑之间的关系

六腑以受盛和传化水谷为其共同生理功能，其关系主要体现于饮食物的消化、吸收和排泄过程中。

饮食入胃，经胃腐熟，下传小肠，小肠泌别清浊，其清者（精微）经脾气转输，以营养全身；利用后的津液以及糟粕、食物之残渣（浊者），或成为渗入膀胱的尿液之化源，或下达大肠。渗入膀胱的尿液，经气化作用适时排出体外；进入大肠的糟粕，经传导与变化，由肛门排出体外。其间，还有赖于胆汁疏泄以助饮食消化。以上过程都是在三焦中进行的。由于六腑传化水谷，需要不断地受纳、消化、传导和排泄，虚实更替，宜通而不宜滞，故《素问·五脏别论》有"胃实而肠虚""肠实而胃虚"的论述，后世则有"六腑以通为用"和"六腑以通为补"的说法。

六腑在病理上亦相互影响。如胃有实热，消灼津液，可致大肠传导不利，大便秘结不通；而大肠燥结，便闭不行，亦可影响胃气和降甚则上逆，出现恶心、呕吐等症。

需要指出的是，六腑虽然以通为用，但亦有太过、不及之异，故必须认真进行辨证分析。

三、脏与腑之间的关系

脏与腑之间的关系，实际上是阴阳表里配合关系。由于脏属阴，腑属阳，脏为里，腑为表，一脏一腑，一阴一阳，一表一里，相互配合，组成心与小肠、肺与大肠、脾与胃、肝与胆、肾与膀胱等脏腑表里关系，体现了阴阳、表里相输相应的"脏腑相合"关系。

"脏腑相合"关系，其依据主要有三：一是经脉相互络属。即属脏的经脉络于所合之腑，属腑的经脉络于所合之脏，如手太阴肺经属肺络大肠，手阳明大肠经属大肠络肺，肺与大肠构成脏腑表里关系，手太阴经与手阳明经则构成表里经。其他脏腑依此类推。二是生理密切配合。六腑功能受五脏之气的支持和调节，五脏功能也有赖于六腑的配合。三是病理密切相关。如肺热壅盛，失于肃降，可致大肠传导失职而大便秘结。反之亦然。因此，在治疗上，相应的就有脏病治腑、腑病治脏、脏腑同治诸法。由此可见"脏腑相合"理论对指导临床的重要意义。

（一）心与小肠

心与小肠通过经脉互为络属，构成表里关系。心阳下煦小肠则小肠受盛化物、泌别清浊功能正常。小肠泌别清浊，清者经脾上输心肺，化赤而为心血。若心有火热，可下移小肠，引起尿少、尿热赤、尿痛等症。反之，如小肠有热，亦可循经上炎于心，可见心烦、舌赤、口舌生疮等症。

（二）肺与大肠

肺与大肠通过经脉互为络属，构成表里关系。肺气肃降，有助于大肠传导功能的发挥；大肠传导也有助于肺气肃降。若大肠实热，腑气不通，则可影响肺的肃降，而产生胸满、喘咳等症。肺气不降，津液不能下达，可见大便干燥秘结。

（三）脾与胃

脾与胃通过经脉互为络属，构成表里关系。二者同为"气血生化之源""后天之本"。其关系主要体现为水谷纳运协调、气机升降相因、阴阳燥湿相济三个方面。

1. 水谷纳运协调

胃主受纳、腐熟水谷，为脾主运化提供前提；脾主运化，消化水谷，转输精微，满足胃继续受纳的需要。二者密切合作，纳运协调，维持着饮食物的不断受纳、消化以及精微的不断吸收与转输过程。故《诸病源候论·脾胃诸病候》说："脾胃二气相为表里，胃受谷而脾磨之，二气平调，则谷化而能食。"若脾失健运可导致胃纳不振，胃气失和也可导致脾运失常，最终均可出现纳少脘痞、腹胀泄泻等脾胃纳运失调之症。

2. 气机升降相因

脾胃居于中焦，脾气主升而胃气主降，相反相成。《临证指南医案·脾胃》说："脾宜升则健，胃宜降则和。"脾气升则肾气、肝气皆升，胃气降则心气、肺气皆降，故为脏腑气机升降的枢纽。脾气上升，将运化吸收的水谷精微向上输布，有助于胃气之通降；胃气通降，将受纳之水谷、食糜及食物残渣通降下行，也有助于脾气之升运。脾胃之气升降相因，既保证了饮食纳运的正常进行，又维护着内脏位置的相对恒定。病理上，若脾虚气陷可导致胃失和降而上逆，胃失和降亦可影响脾气升运功能，均可产生脘腹坠胀、头晕目眩、泄泻不止、呕吐呃逆，或内脏下垂等候，即所谓"清气在下，则生飧泄，浊气在上，则生䐜胀"（《素问·阴阳应象大论》）。

3. 阴阳燥湿相济

脾为阴脏，喜燥而恶湿；胃为阳腑，喜润而恶燥，故《临证指南医案·卷二》说："太阴湿土，得阳始运，阳明燥土，得阴自安。以脾喜刚燥、胃喜柔润故也。"脾易生湿,得胃阳以制之,使脾不至于湿;胃易生燥,得脾阴以制之,使胃不至于燥。脾胃阴阳燥湿相济,是保证两者纳运、升降协调的必要条件。病理上,如湿困脾运可导致胃纳不振,胃阴不足亦可影响脾运功能;脾湿则其气不升,胃燥则其气不降,可见中满痞胀、排便异常等症。

(四)肝与胆

肝与胆通过经脉互为络属,构成表里关系。胆汁来源于肝之余气,其贮藏与排泄也依赖肝气疏泄。肝主疏泄正常,则胆汁生成、贮藏与排泄正常;若肝失疏泄,或肝气虚,或肝气郁,或肝气上逆,皆可导致胆汁生成、贮藏与排泄障碍。反之,若胆汁排泄不畅,亦会影响肝气疏泄。因此,肝与胆在生理和病理上密切相关,肝病常影响及胆,胆病也常波及于肝,终则肝胆同病,如肝胆火旺、肝胆湿热等。

此外,肝主谋虑与胆主决断是一个先后承接的连续过程,二者相济相成,谋虑定而后决断出,故《类经·藏象类》说:"胆附于肝,相为表里,肝气虽强,非胆不断,肝胆相济,勇敢乃成。"

(五)肾与膀胱

肾与膀胱通过经脉互为络属,构成表里关系。贮尿和排尿由膀胱所司,但又依赖肾的气化作用。肾气充足,固摄有权,肾阴肾阳协调平衡,膀胱开合有度,从而维持尿液的正常贮存与排泄。若肾气不足,固摄无权,肾阴阳失调,膀胱开合失度,即可出现小便不利或失禁,或遗尿、尿频等症。如老年人常见的小便失禁、多尿等,即多为肾气虚衰所致。

【思考题】

1. 什么是藏象?
2. 试述心主血脉。
3. 试述肺主治节。
4. 试述脾主运化。
5. 试述肝主疏泄。
6. 试论肾藏精。
7. 试述肾主水功能的具体作用。
8. 小肠泌别清浊的生理功能主要体现在哪些方面?

9. 女子胞的生理功能与哪些因素有关?

10. 试述脾与胃的生理联系和病理影响。

11. 试述心与肾的生理联系和病理影响。

12. 试述肝与肾的生理联系和病理影响。

第三章 精、气、血、津液、神

【知识目标】

1. 掌握人体之气、血、津液、精的基本概念及功能。
2. 熟悉人体之气、血、精的生成、运行、分类及津液的代谢。
3. 了解精、气、血、津液、神之间的关系。

【能力目标】

掌握精、气、血、津液、神的基本概念及功能。

精、气、血、津液是五脏功能活动的物质基础，同时也是人体经络、形体、官窍等生理活动的物质基础，精、气、血、津液的生成和代谢又依赖于脏腑、经络、形体、官窍的正常生理功能。

神的产生以精、气、血、津液作为物质基础，是人体生命活动的主宰及其外在总体表现的统称。神对精、气、血、津液的代谢同样具有重要的调节作用。

第一节 精

一、精的概念

精，是指构成人体和维持人体生命活动的基本物质，它包含先天之精、生殖之精、后天之精和脏腑之精。

精是人体生命的本原。《素问·金匮真言论》云："夫精者，身之本也。"《灵枢·决气》云："两神相搏，合而成形，常先身生，是谓精。"中医学有关精的认识主要受到中国古代精气学说的影响。中医学认为，精是人类生命的根源，是人体内的精华物质。

二、精的功能

精，性属阴，主闭藏。除了重要的繁衍生命的功能外，还有濡养、化血、化气、化神等功能。

五脏者，藏精气，但主要还是藏于肾中。先天之精在胎儿时期就贮藏于肾，是肾精的主体成分。在胎儿的生长过程中，也有部分先天之精分藏于其他脏腑。来源于后天的脏腑之精，在促进各脏腑自身功能活动的同时还会将剩余的部分充养肾精，所以说，肾受五脏六腑之精而藏之。

（一）繁衍生命

精指人体生殖之精，具有繁衍生命的作用。

由于具有遗传功能的先天之精主要藏之于肾，并受脏腑之精以资助，故生殖之精实由肾精所化生。精是最富于生命力的物质，在人体所表现的功能也是多方面的。首先，生殖之精具有繁衍生命的重要作用。生殖之精由肾精化生，肾精化生的肾气能促进人体的生长发育。当形体发育成熟到一定年龄，便具备了生殖功能。在生殖过程中，生命便通过生殖之精遗传给下一代，成为新生命的先天之精。

（二）濡养作用

精能滋润濡养人体的脏腑形体和官窍。

先后天之精充盛，则脏腑之精充盈，全身脏腑组织、官窍得以充养，则各种生理功能得以正常发挥。精是生命的本原。脏腑之精具有滋润濡养各脏腑、形体和官窍的作用。若先天之精或后天之精化生不足，则脏腑之精就会虚衰，使脏腑组织、形体、官窍失去精的濡养和支持，其功能就不能正常发挥，甚至衰败。如肾精亏损，则生长发育迟缓或未老先衰，并见骨软无力、牙齿松动脱落，髓海不足而头昏神疲、智力减退。肺精不足则见呼吸障碍、皮肤粗糙不润；肝精不足则筋失所养，可见肢体震颤、抽搐等表现。

（三）化血作用

精可以转化为血，是血液生成来源之一。"精不泄，归精于肝而化清血。"因而肾精充盈，则肝有所养，血有所充。故精足则血旺，精亏则血虚。

精不仅能转化为血，也可以融合于血液中，成为血液的组成部分。例如，"心精融入心血中""肝精融入肝血中"等，这是精化血的另一层意义。血是机体精神活动的主要物质基础，人体血气充盛，血脉调和，则精力充沛，神志清晰，感觉灵敏，思维敏捷。

（四）化气作用

精可以化生为气。先天之精可化生先天之气，即元气。水谷之精可化生谷气，再加上肺吸入的自然界清气，可生成宗气。其综合而成一身之气，以推动和调控人体的新陈代谢，维系整体的生命活动。所以《黄帝内经》有"精化为气"之说。精呈液态，为有形可见的实体；气则无形，为运行不息的物质。精化气，是有形化无形。例如，肾精化为肾气，可以推动机体的生长发育和生殖功能。反之，气亦能生精，气的运动可以促进有形物质的化生。气血不足可出现形体浮肿、眼泡肿胀、面色无华、形体消瘦、皮肤干枯少泽、毛发稀疏脱落等。

（五）化神作用

精能化神，精是神志化生的物质基础。

积精才能全神，这是生命存在和正常活动的根本保证。神是生命活动的外在体现，神的产生离不开精这一基本物质。"精亏则神衰""精亡则神散"，生命也就停止了。故古人说："形存则神存""形散则神灭"。

三、精的分类

精根据来源可以分为先天之精和后天之精，根据部位可分为脏腑之精，根据精的功能还可分为营养之精和生殖之精。

1. 先天之精

先天之精，即指生命产生之前的精，是构成生命的物质基础，形成胚胎的本原。《黄帝内经》说："人始生，先成精。""生之来，谓之精。"指的就是先天之精，构成人体的基本物质。

2. 后天之精

后天之精，是指饮食物中具营养作用的物质，为饮食物经过脾胃的消化、吸收作用而化生。人在出生以后，有赖于水谷精微的营养以维持其生命活动。

3. 生殖之精

生殖之精包括男性的精子和女性的卵子以及遗传的生命物质，是繁衍后代、构成生命的基本物质。生殖之精是由先天之精在后天之精的不断充养下化合而成，藏之于肾，故又称肾精，是决定男女生殖生长能力的物质。

4. 脏腑之精

脏腑之精，指精分藏于脏腑之中的部分。脏腑之精以先天之精为基础，又受后天水谷之精以滋养灌注，并成为脏腑之精的主要成分。脏腑之精不仅能滋润濡养各脏腑本身，且能化生脏腑之气，以推动和调控脏腑的生理活动，在供给脏腑生理活动需要的同时，又将剩余的部分输送到肾，以充养肾精、生殖之精。

第二节　气

一、气的概念

"气"的概念有两方面含义，一是指构成人体和维持人体生命活动的精微物质。如水谷之气、呼吸之气等。由于其来源和分布部位之不同，故有着不同的名称，如元气、宗气、营气、卫气等。二是指脏腑组织的功能活动，如五脏之气、六腑之气、经络之气等等。精微之气正是通过脏腑组织的功能活动而表现其存在的。

二、气的生成

人体的气来源于父母的先天之精气、饮食物中的营养物质（水谷之精气简称"谷气"）和存在于自然界的清气。通过肺、脾、胃和肾等脏器生理功能的综合作用，将三者结合起来而生成。

1. 肺主一身之气

肺主一身之气，是指肺有主持和调节全身各脏腑经络之气的作用。《素问·六节藏象论》说："肺者，气之本。"《素问·五脏生成》云："诸气者，皆属于肺。"肺的这一功能主要包括以下两个方面：其一，与气的生成，尤其是与宗气的生成有关。其二，与全身气机的调节有关。气机调畅须以气机升降出入的协调为前提，而肺的呼吸运动本身就是气的升降出入运动。肺一呼一吸、交替不已，是维持和调节全身气机升降出入的重要条件。故此清代医家陈修园在《医学实在易》中说："气通于肺，凡脏腑经络之气，皆肺气所宣。"

2. 脾为生气之源

脾为生气之源，是指脾为人体气血生化的源泉。脾的这一作用依赖于脾主运化的功能。脾将饮食物消化吸收，变化为精微物质，并将其运输布散至全身。故《素问·灵兰秘典论》说："脾胃者，仓廪之官，五味出焉。"《素问·经脉别论》说："食气入胃，散精于肝，淫气于筋。食气入胃，浊气归心，淫精于脉。"这是对脾运化水谷精微、布散全身、维持正常功能的概括。故《脾胃论》称脾为"后天之本""气血生化之源"。

3. 肾为生气之源

肾为生气之源，是指肾为元气生成之源。元气发源于肾，是由先天之精所化，故又名先天之气。元气虽由先天之精所化，但其形成必须赖后天之精充养，才能不断发挥作用。其先天之精气，禀受于父母，是构成人体的原始物质；后天之精则源于饮食水谷，是人出生后、由脾胃运化而形成的水谷精微中供脏腑应用后剩余的部分，即如《素问·上古天真论》所说："肾者主水，受五脏六腑之精而藏之。"《脾胃论》亦云："真气又名元气，乃先身生之精气也，非胃气不能滋之。"

综上，人体之气的生成主要取决于两方面：一是来源要充足，或者说要有足够的原料，这就需要先天禀赋充足、后天饮食营养丰富，以及吸入的自然界清气源源不断。二是肺、脾、肾三脏的功能正常且配合协调，以保障气的来源充足。三脏之中，又以脾、肺两脏的功能更为重要。因此，临床治疗气虚的病变时，往往重视补益脾、肺两脏。但肾为气之根，如果气虚过久或太甚，就要补肾培本。实际上，肺、脾、肾三脏相互之间是互助互用、密切联系的。总之，先天不足或后天失调都会导致气的生成不足，治疗则需要从补充来源、调理脏腑功能两方面着手。

三、气的运动与气化

（一）气的运动

气的运动，称为气机。机，是枢机、关键的意思，表明气的基本特性就是运动。

气的运动形式虽然多种多样，但在理论上可将其归纳为升、降、出、入四种基本运动形式。其与肺、脾、胃、肾关系密切。升，是指气自下而上的运行；降，是气由上而下的运行；出，是气由内向外的运行；入，是气自外而内的运行。举呼吸运动为例，呼出浊气是出，吸入清气是入。呼气是气流由肺部向上经过喉、鼻排出体外，既是出，也是升；吸气则是气流经鼻、喉而入肺，既是入，又是降。由此可见，气的升与降、出与入相反相成，彼此之间保持协调平衡，才能维持呼吸运动的正常进行。不单是肺的呼吸运动，人体其他脏腑也都进行着气的升降出入运动，从而表现出不同的功能活动。所以说，气的升降出入是人体生命活动的一种表现。只是因为不同脏腑的生理特点不同，它们的气机活动也有不同的趋势。

气的升降出入运动之间的协调平衡，称作"气机调畅"。在病理情况下，这种生理的平衡被打破，称之为"气机失调"。气机失调的形式多种多样。例如，肺失宣降、脾气下陷、胃气上逆、肝郁气结、心肾不交等。不同脏腑的气机或主升、或主降，是其生理特点的表现，但它们在进行生理活动时，并非只升不降，或只降不升，而是升中有降，降中有升。

（二）气化

气化是指通过气的运动所产生的各种变化。说得具体些，气化就是由于人体之气的运动而引起的体内物质和能量新陈代谢的过程，是物质转化和能量转化的过程。例如，饮食水谷化生水谷之精，包括津液和精微。水谷之精可转化为血液，充养先天之精；津液化生汗和尿液；精微化生为气，气化为能量、热量。这些都属于气化的具体体现。

（三）气机与气化的关系

气的运动存在于气化的各个过程之中。气化的前提是气必须运动，否则就谈不到气化。也就是说，气化离不开气机，气机正常才能保证气化正常。或者说，气的运动是产生气化过程的条件和根本。从另一方面说，气化过程中又时时体现着气的升降出入运动。因此，气机与气化共同维持着生命活动的有序进行。人体之气在不息的运动中发挥着各种功能，各种功能之间只有密切配合、相互为用，才能维持人体正常的生理状态。

四、气的功能及与美容的关系

（一）推动作用

人体的生长发育，各脏腑、经络的生理活动，血液的循行，津液的输布均靠气的激发和推动。若气虚则动力不足，人的生长发育就会迟缓，脏腑经络的功能就会减退，或血行滞缓，或水液不化，津液不布，痰湿内生等。这种推动作用，中医学认为是气的功能。气推动血液的运行，津液的输布，对营养颜面、滋养眼睛、润泽皮毛有重要作用。

（二）温煦与凉润作用

人体的体温是相对恒定的，它不会因外界温度的变化而发生明显改变。体温的相对恒定依赖于产热过程与散热过程之间的相对平衡。这种维持体温保持相对恒定的也是气的作用。具体而言，这是由于阳气的温煦作用维持的。《难经·二十二难》说："气主煦之。"《灵枢·本脏》说："卫气者，所以温分肉……"就是指气的温煦作用。如果阳气不足，气的温煦作用减退，则会出现畏寒、肢冷等阳虚表现。

阴气具有寒凉、柔润、制热的特性。气的凉润作用可保持皮肤的柔润，防止疮痈等热性皮肤病，从而保持人体健美。

（三）防御作用

人的生命活动中，危害人体的因素数不胜数，而且经常存在，如微生物、寄生虫、周围环境的各种不利因素等。即使是维持正常生命活动的因素，如日光、空气、水等等，在某种情况下亦可因异常变化而成为危害人体的因素。但在多数情况下，人体的防御功能都能有效地防止侵害，或者在体内拦截与围剿这些不利因素，从而保证人体的健康。这种防御侵害、维护健康的功能，中医学也认为是气的作用。如气能护卫肌表、防御外邪的入侵。《素问·遗篇·刺法论》说："正气存内，邪不可干。"这里所说的"邪"即是危害人体的因素，"正气"即是机体的防御作用。另外，如邪已侵害机体，则气又能与其作斗争，或驱邪外出，或围剿消灭于内，使之恢复健康，故《灵枢·刺节真邪》说："虚邪之入于身也深……有所结，气归之……有所结，深中骨，气因于骨。"这里所说的"气归之""气因于骨"都是指正气聚积于邪气入侵之处，发挥其抗御和消灭外邪之作用。临床常见的正气足、邪气盛之实证，之所以病情表现比较剧烈和明显，正说明正气有抗御邪气侵犯的重要作用。

（四）固摄作用

主要是指气对腹腔脏器、体内的某些物质、某些代谢产物等有固摄控制与调节作用。可表现于多方面，如：气可固摄脏器的位置相对稳定，一旦气虚，固摄减弱，则脏器位置便会下移。其病理机制是"中气下陷"，如常见的子宫、胃、肾等脏器下垂、脱肛等。另外，表现在气能统摄血液，使血不溢于脉管之外；固摄肾精不至遗泄；控制汗与尿有节制地排泄等。若气虚不固，血失统摄则溢出脉外而导致出血诸症，精不固摄则滑精、遗精、早泄；汗、尿无制则自汗不止，或小便失禁等。气的固摄功能减弱，皮肤便会因水液流失过多而干燥、脱水，导致皮肤衰老，或皮肤因血液溢出脉外而致失血面色苍白，或瘀血面色青等，从而影响到人体的美容。

（五）中介和气化作用

气化是指组成人体的物质，精、气、血、津液等相互转化，都是气运动变化的结果，实际上是体内新陈代谢的生理生化过程，即物质的转化与能量转化的过程。这个复杂的过程，中医学认为是气在起作用。王冰注《素问·阴阳应象大论》说："气化则精生，味和则形长。"这是指精气之间的相互化生，从而维持了人体的生长变化。有时中医学的"气化"概念也仅指膀胱排尿作用，即《素问·灵兰秘典论》说："膀胱者，州都之官，津液藏焉，气化则能出矣。"临床采用针灸、按摩或其他外治方法时，其对体表刺激所发出的信息，就是通过气的感应和运载而传导于内脏，从而达到调节机体生理活动，使之归于协调的。因此，气的中介作用，便是指气的感应和传导信息的作用。气的中介功能正常，人体就会健康和谐，这对于人体美容至关重要。

以上五个方面的作用，虽各不相同，但又都是相互配合、相辅为用的。

五、气的分类

由于人体气的复杂性，中医对气有多种分类方法。例如，根据气的来源不同，分为先天之气和后天之气；依据气的所属部位，分为脏腑之气和经络之气，如心气、肺气、脾气、胃气、肝气、肾气等。本章介绍四种气：即元气、宗气、营气和卫气。

（一）元气

1. 基本概念

元气也叫"原气"。它是人体之气中最重要、最根本的部分，被称为生命活动的原动力。元气由藏于肾中的先天之精所化生。先天之精禀受父母的生殖之精，胚胎时期即已存在，出生后必须得到由脾化生的水谷之精不断补充滋养才能充盛。因此，元气能否充足，不仅与先天之精有关，也与后天之精是否充盛有关。根据中医气分阴阳的观点，元气也分为元阴、元阳二气。

2. 生理功能

在生理功能方面，二者也是基本一致的，即都能推动和调节人体的生长发育和生殖功能，推动和调控脏腑、经络、形体、官窍的生理活动。

（二）宗气

1. 基本概念

宗气亦称"大气"。宗气是由肺吸入的清气与水谷之精化生的谷气融合后聚于胸中的气，故胸中部位被称作"气海""上气海"，亦叫"膻中"。

2. 生理功能

宗气的生理功能主要表现在三个方面：行呼吸、行血、资助先天之气。宗气上走息道，出于喉咙，可以推动肺的呼吸功能。因此，呼吸的强弱、语言声音的强弱都取决于宗气的盛衰。宗气不足，可见呼吸短促微弱、语言不清、声音低怯等。宗气贯注于心脉之中，可以协助心气推动血液的运行。因此，凡是气血的运行、心搏的力量及节律等都与宗气有关。如果宗气不足，就会出现心悸气短，或胸痛、舌质紫黯、脉搏无力或结代等症状。由于宗气具有推动呼吸运动和血液循行的作用，因而它可以影响到人体的多种生理活动，如肢体的寒温和活动、目视耳听、言语声音、脉搏强弱等等，所以宗气又有"动气"之称。

（三）营气

1. 基本概念

营气是由水谷精微所化生的谷气中性质清柔精专的部分，故有"清者为营”之说。营的含义有二：一是营养；二是环绕、往来。因此，中医学将在脉中运行不息，环绕周身，而又富于营养的气称之为"营气"。又因营与"荣"相通，所以亦称"荣气"。

2. 生理功能

在生理功能方面，化生血液，营养全身。它进入血脉之中，随血运行，一方面发挥着营养作用，同时又可以化生血液，即促使津液转化为血液的组成部分。正因为营气与血液关系密切，可分不可离，故"营血"并称。

（四）卫气

1. 基本概念

卫是保卫、固护之意。中医学将具有保卫机体、抗御外邪侵入作用的气称之为卫气。

2. 生理功能

卫气的生理功能主要有三方面：一是保护肌表，抗御外邪入侵。二是温养脏腑肌肉，维持体温的恒定。三是控制汗孔的开合，润泽皮毛，调控汗液的正常排泄。

卫气也来源于水谷之精，是水谷之精气中性质厚浊雄悍的部分，故有"浊者为卫"之说。卫气不受脉管的约束，而是运行脉外，且活动力强，运行快速，外而皮肤肌肉，内而胸腹脏腑，布散周身。

第三节　血

一、血的基本概念

血是流动于脉中的富有营养的红色液体，是构成人体和维持人体生命活动的基本物质之一。它的生化之源在中焦脾胃，循环运行于脉道以奉养全身。《灵枢·决气》云："中焦受气取汁，变化而赤，是谓血。"脉是血液运行的管道，称为"血府"，起着约束血液运行的作用。血液在脉管中的流动是循环往复、不歇不止的。

二、血的生成

（一）血液生成的物质基础

血液生成的最基本物质就是饮食水谷。《灵枢·决气》云："中焦受气取汁，变化而赤，是谓血。"中焦，即脾胃。"受气"的"气"，指的是饮食水谷，又称"谷气"。脾胃接受并消化饮食物，进而吸收了其中的精微、营养物质，也就是"汁"。这里所说的"汁"，主要包括水谷精微中的浓厚部分，也即化生营气的精专部分，以及有营养作用的津液、水液。两者进入血脉之中，即变化为赤色的血液。可见，由水谷之精化生的营气和津液是生成血液的主要物质，亦是血液构成的主要成分。

化生血的另一基本物质是肾精。因为精与血之间具有相互资生、相互转化的关系，所以肾精充足就可以化为肝血以充实血液。水谷精微所化生的营气、津液及肾精是生成血液的基本物质，而三者归纳起来，又不外先天之精与水谷之精。因此也可以说，血液生成的物质来源不外乎先天和后天两方面。二者互相为用，缺一不可。

（二）血液生成与相关脏腑的关系

血液的化生是在多个脏腑的共同作用下完成的，是一个复杂的过程。与之相关的脏腑包括脾、胃、心、肺、肾等。历来就有脾胃为"气血化生之源"的说法。如果脾胃功能虚弱或失调，就会影响饮食物的摄入，久之便会形成血虚的病理变化。因此，临床治疗血虚证，先要注意调理脾胃，以助其运化。血的生成要经过肺的上输、心气的化赤作用，才能生血。肾在血液生成中的作用表现在三个方面：一是肾藏精，精能生髓，精髓是化生血液的基本物质之一。二是肾精与肝血相互转化，以完成精化血的过程。三是肾为五脏六腑之本，肾气充沛，即可促进脾胃的运化功能，以助血液的化生。

三、血的运行

血液在脉管中必须保持畅行无阻，不溢不滞，才能布达周身，以发挥其营养作用。维持血液的正常运行要具备以下几个条件：首先是要有鼓荡血行的推动力和控摄血行的约束力。推动力，主要是指气的推动和温煦作用，故曰"血非气不运"。控制血液在脉中运行而不外溢的约束力，主要指气的固摄作用。

血行的推动力主要体现在心、肺、肝的功能活动中。例如，心主血脉，心气是推动血行的基本动力。肺朝百脉、主治节，辅助心脏主管全身的血脉，在肺气宣发肃降的作用下，推动血液布散周身。肝藏血、主疏泄，肝不仅具有调节血流量的重要作用，同时还能调畅气机，是保证血行通畅的一个重要环节。

控摄血行的约束力，主要体现于脾统血和肝藏血的功能正常，以防止血溢脉外，发生出血。心、肺、肝、脾等脏的相互协调，密切配合，是保证血液正常运行的重要条件。

维持血行正常还包括脉管的完好无损，相对密闭，畅通无阻。如果由于外伤，或火热内盛等原因，使脉道受损，就会引起血液外溢。此外，血液本身的状态，如血液中痰浊较多或黏稠度高等，均可导致血行不畅而瘀滞。

四、血的功能及与美容的关系

（一）濡养

血液含有人体所必需的丰富的营养物质，它通过血脉布达周身，内至五脏六腑，外达皮肉筋骨以及各个官窍，不断地发挥其滋润濡养的作用，所以《难经》说："血主濡之。"全身各组织器官只有得到血的充分濡养，才能进行正常的生理活动。如《金匮钩玄》云："目得之而能视，耳得之而能听，手得之而能摄，掌得之而能握，足得之而能步。"此外，血液的营养作用还可以从肌肤的色泽、毛发的荣枯等方面表现出来。如血液充盈，营养正常，则面色红润，毛发润泽，感觉灵敏，活动自如。反之，则面色萎黄，肌肉消瘦，皮肤干燥，四肢麻木，毛发不荣等。

（二）化神

血液是人体精神活动产生的物质基础，所以《黄帝内经》说："血者，神气也。"气血充盛，则神志清晰，精神充沛。血虚、血热就会出现神志方面的病变。如血虚的心悸、失眠，血热的烦躁、多梦等。所以说，血有化神的作用。血液亏耗，血行异常时，都可能出现不同程度的精神情志方面的病证，这些都是损美性疾病常见的病机。

第四节 津 液

一、津液的概念

津液，是对体内除精和血以外的一切正常水液的总称，包括各脏腑、形体、官窍的内在液体及其正常的分泌物，如胃液、肠液、唾液、关节液等。由于津液富含大量的营养成分，因此，它不仅是构成人体的基本物质，也是维持人体生命活动的基本物质之一。此外，在传统认识上还将涕、泪、汗、尿等与脏腑组织代谢有关的液体也都视作津液。因此，津液所包括的内容是非常广泛的。

津液，是津与液两种液态物质的合称，两者之间同中有异。同，是来源相同，并且都属于液态；异，则是性状、分布和功能上有区别。一般来说，津的质地较清稀，流动性较大，主要布散于皮肤、肌肉和孔窍等部位，并能渗入血脉。津能起到滋润的作用。液较浓厚，流动性较小，灌注于骨节、脏腑、脑髓等组织器官，能起到濡养的作用。虽然津与液有区别，但因津、液同源，彼此又能互相转化，所以常将津液并称而不作严格区别。

二、津液的代谢

津液作为体内的重要物质，要经历一个由生成、输布到排泄的代谢过程。这个过程是很复杂的，需要通过多个脏腑在功能上相互配合才能完成。

（一）津液的生成

《黄帝内经》说："饮入于胃，游溢精气，上输于脾，脾气散精。"

这段话是对津液生成的简单概括。饮，即水液。饮不含食，但食是含有水的。所以饮（食）水（谷）是津液生成的物质基础。饮食首先要经过胃的消磨腐熟，在初步消化过程中，部分地吸收其中的水液和精微物质。"游溢"是游动布散的意思。胃将初步消化的饮食精华下归小肠，通过小肠的泌别清浊作用，吸收其中的大量水液和食物精微，之后将残渣下送大肠。大肠将食物残渣中的水液再吸收后，才能促使糟粕形成粪便。中医有"大肠主津""小肠主液"之说，就是因为它们都能吸收水液，参与津液的生成。胃、小肠、大肠将所吸收的水液均上输于脾，再通过"脾气散精"的作用而布达周身。因为胃肠中的水液必须通过脾的运化才能布散到全身，所以《黄帝内经》说："脾主为胃行其津液。"脾的运化或胃肠的吸收功能失常，都会影响津液的生成，导致津液不足的病变。

（二）津液的输布

输布，即输送和散布。津液的输布要依靠多个脏腑的共同作用，包括脾、肺、肾、肝、三焦等。

1. 脾通过运化功能，一面将津液直接布散周身，一面又上输于肺，通过肺的宣发肃降，再将津液进行布散。若脾失健运，就会影响津液的输布，而形成水肿、痰饮等疾病。所以《黄帝内经》说："诸湿肿满，皆属于脾。"

2. 肺接受脾转输来的津液后，一方面通过宣发向周身的体表和上部布散，一方面通过肃降向身体的下部及内脏布散，并将代谢后的浊液输送到肾和膀胱。

3. 肾在津液的输布过程中具有决定性的作用，所以《黄帝内经》说："肾者水脏，主津液。"肾的作用主要体现在两方面：一是肾阳的蒸腾激发作用。肾阳是人体阳气的根本，能推动各脏腑的功能活动。二是肾本身也参与津液的输布。例如，肺将水液下输到肾以后，肾吸收其中的清液并上输于脾以布散周身，将浊液下输膀胱化为尿液。肾通过这种升清降浊作用以维持水液的输布代谢。

4. 肝的疏泄功能可使气机调畅，气行则水行，所以也有助于津液的输布。

5. 三焦是水液循行的通道。《黄帝内经》说："三焦者，决渎之官，水道出焉。"决是开决、疏通的意思；渎就是沟渠。三焦之气通畅，才能保障津液输布的道路通利，使"水道出焉"。

津液的正常输布要靠多个脏腑的相互配合，任何环节的功能失调，都会导致津液的输布失常而停滞，从而发生水肿、痰饮等病变。

（三）津液的排泄

津液主要通过尿、汗的形式排泄，此外呼吸和粪便也能带走一些水分。其中排尿是最主要的途径，而尿液的生成和排泄与肾的关系最为密切。肾通过气化作用，将肺下输的水液分为清浊两部分，浊的部分即贮于膀胱，最终还需通过肾的气化作用排出体外。若肾的气化失常，则可引起尿少、尿闭、水肿等排泄障碍的疾病。汗液的排出与肺的宣发作用关系密切。通过肺的宣发，津液外输于皮毛，并在阳气的蒸腾下形成汗液排出体外。中医将汗孔称之为"气门"，又有"阳加于阴谓之汗"的说法。

总之，津液的代谢过程虽然分为生成、输布、排泄三个环节，但三者之间是一个互相联系的统一过程。在这一过程中，脾、肺、肾三脏的综合作用是至为重要的，所以古人说：其本在肾，其标在肺，其制在脾。

三、津液的功能

（一）滋润濡养

滋润和濡养，是对津液功能的概括。津质清稀，重在滋润；液较浓稠，重在濡养。但二者在发挥生理作用时很难截然分开。津液布散于体表能滋润皮毛肌肤；进入体内能濡养脏腑；流注于孔窍，化为涕、唾、泪等，则滋润和保护鼻、目、口、耳等；流入关节能滑利关节；渗入骨骼则能充养骨髓、脊髓、脑髓。

（二）化生血液

津液化生血液的意义主要是指津液渗入血脉后，可以成为血液的组成部分。其功能除具有繁衍生命的重要作用外，还具有濡养、化血、化气、化神等功能。津液化生血液的另一含义是它能调节血液的浓度。例如，当血液的浓度增高时，津液就渗入脉中稀释血液；当机体津液亏少时，血中的津液又可渗出脉外以补充津液。此外，由于津液和血液都源于水谷精微的化生，所以有"津血同源"的说法。

第五节 神

一、神的概念

神既是中医学理论中的一个概念，也是中国古代哲学中的一个概念。

神有广义和狭义之分。广义的神又有两层内容，即一切生命活动的主宰和生命活动的外在体现。所谓生命活动，包括人体的生理活动及心理活动，也可以说是生理现象和心理现象。生命活动的总体外在表现，是神的概念之一。人体一切生理活动的协调进行、心理活动的正常有序都有赖于神的主宰和调控，这是神的概念的又一方面。总之，广义的神是对人体生命活动的主宰及其外在表现的总括。狭义的神是指人的精神、意识、思维等心理活动。

二、神的生成

1. 广义的神

人体之神的生成，源于父母之精的结合。如《灵枢·本神》说："生之来谓之精，两精相搏谓之神。"说明神的产生以先天父母之精为物质基础，以其所形成的胚胎为表现形式。因此可以说，有形始有神，有神始有生。

父母的生殖之精相结合产生了一个新的生命，同时产生了神。以胚胎的形式孕育于母体中的生命，只有依赖母体的气血精微的滋养，形体及其生命之神才能不断发育生长直至出生。在这一过程中，母亲的身体、精神、劳作、是否染疾等，对胎儿的形体和精神都有重要影响。因此，中医强调胎教的作用。

胎儿出生以后，躯体及生命之神的发育、成长、成熟，都要依赖后天水谷精气的源源供养。故《黄帝内经》说："神者，水谷之精气也。""五味入口，藏于肠胃，味有所藏，以养五气。"人体的精、气、血、津液等物质均化生于水谷之精微，其不仅是构成人体和维持人体生理活动的基本物质，也是神的产生和活动的基本物质，所以《黄帝内经》云："血气者，人之神。""气和而生，津液相成，神乃自生。"可见，神的产生和活动是有其物质基础的。同时，神是寓于形体之中的，脱离形体组织的神是不存在的。

2. 狭义的神

狭义的神是由人体内部的脏腑精气对外界的刺激作出应答时产生的。其中，尤以心的生理功能最为重要。因为心藏神，主宰着人体的生理及心理活动。人有正常的精神、意识和思维活动，主要是以心为主的脏腑功能活动对外界刺激应答的结果。

《灵枢·本神》云："所以任物者谓之心，心有所忆谓之意，意有所存谓之志，因志而存变谓之思，因思而远慕谓之虑，因虑而处物谓之智。"大意是：人对客观事物的信息首先通过感知觉（任物）反映于心，心对所接受的信息加之注意（忆），形成初步认识（意）。将这一表象认识予以保存（存）并不断累计而成为巩固的记忆（志），在记忆的基础上，对已有的认识通过分析比较、抽象概括（存变）的思维过程（思），上升为理性认识，并由近及远地进行推理判断（虑），把握到客观规律，从而按照客观规律采取措施（处物），这就称之为"智"。这是一个由低级到高级的完整的认识过程，从"任物"到"处物"，始终坚持了物质第一的唯物主义观点。

三、神的分类

（一）五脏神

中医将神分为神、魂、魄、意、志，分属于五脏，称为五脏神。五脏神的产生，以五脏所藏的精气及其正常的生理功能为基础。五脏神分别为五种不同的心理活动，但都是在心神的主导下进行的，所以古人说："人身之神，惟心所主。"将心主神及五脏神的论述结合起来，便构成了中医对于心理活动内在机制较为完整的认识。这一认识的要点是：强调心理活动的整体性，即心理活动不是某一个器官的生理功能所为，而是人体所有脏腑组织协调作用的结果，只是不同脏腑组织在其中的作用有主次之分，有直接与间接的不同。

（二）神志

中医学认为，人体之神还包括人的情志活动，即喜、怒、忧、思、悲、恐、惊的七情说，以及喜、怒、思、忧、恐的五志说。情志活动的产生和维持，有赖于内在脏腑的功能活动，并以脏腑精气作为物质基础。

（三）思维

思维活动是以心神为主导的各脏腑的功能活动协调的结果，是对客观事物整体的认识过程。《黄帝内经》将其概括为意、志、思、虑、智。意是通过心的意念活动形成对事物的认识。志是将心的意念保存下来累计认识事物表象的过程。在这个基础上进行的反复思索和分析以及对事物比较的过程，便称为思。虑是在思索的基础上形成思维过程。综合其上，对待事物能够做出准确的处理则称为智。

四、神的功用

神的产生以脏腑正常的生理功能及精、气、血、津液等物质为基础，又反作用于脏腑的功能活动，调控精、气、血、津液的代谢。一般来说，精、气、血、津液充足，脏腑功能强健，神便旺盛；精、气、血、津液亏耗，脏腑功能虚弱，神便衰退。神的盛衰可以通过形色、眼神、言谈、表情、举止、应答、精神、情绪、声息、脉搏等等方面显露于外。中医在诊病时首要望神，再结合闻声、切脉等，将神的盛衰作为了解脏腑精气充实与否的重要标志，并藉以判断预后的吉凶，故《黄帝内经》有"得神者昌，失神者亡"之说。

【思考题】

1. 气的生理功能有哪些？
2. 如何理解元气与宗气的功能。
3. 比较营气与卫气的区别。
4. 如何理解血的运行机制。
5. 如何理解津液的代谢机制。
6. 气与血的关系是什么？
7. 气与津液的关系是什么？
8. 如何理解血与津液的关系。

第四章 经 络

【知识目标】

1. 掌握经络及经络学说的概念和经络系统的组成。
2. 掌握十二经脉的走向交接规律、表里关系。
3. 掌握经络的生理功能。
4. 熟悉奇经八脉的概念及冲、任、督、带脉的循行分布。
5. 了解十二经脉在体表的分布规律及流注次序。
6. 了解经别、别络、经筋、皮部的概念。

【能力目标】

1. 掌握十二经脉名称、走向交接规律、表里关系和生理功能。
2. 了解十二经脉在体表的分布规律及流注次序，以及经别、别络、经筋、皮部的含义。

经络学说是研究人体经络系统的组成、循行分布、生理功能、病理变化及其与脏腑、气血之间相互关系的理论。

经络学说与藏象学说、气血津液学说紧密结合，互为补充，阐明人体生理活动和病理变化规律，对中医临床各科，特别是针灸、推拿具有重要的指导意义。

第一节 经络的基本概念和经络系统的组成

一、经络的基本概念

1. 经络的基本概念

经络是经脉和络脉的总称，是人体运行气血、联络脏腑、沟通内外、贯穿上下的径路。经，路径之义，为直行主干。络，网络之义，为经脉所分出的小支。

2. 经脉的基本概念

经络系统中的直行主干，为全身气血运行的主要通道，包括十二经脉、奇经八脉以及附属于十二经脉的经别、经筋、皮部。

3. 络脉的基本概念

络脉是从经脉中分出而遍布全身的细小分支，包括十五络脉、浮络和孙络等。

经脉大多循行于人体深部，有一定的循行路径。络脉循行于人体的较浅部位，有的还显现于体表，纵横交错，网络全身。经络贯通，通过有规律的循行和复杂的交会，组成经络系统，把人体五脏六腑、形体官窍等紧密地连成统一的有机整体，从而保证人体生命活动的正常进行。

二、经络系统

经络系统是由经脉和络脉组成的（表4-1）。

表4-1　经络系统简表

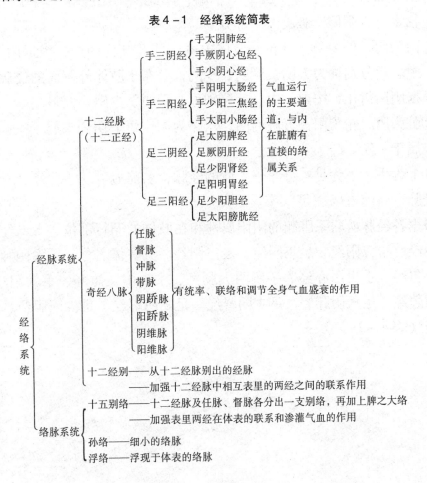

十二经脉，是手三阴经、手三阳经、足三阴经、足三阳经，四组共十二条经脉的总称，也称十二正经；是气血运行的主要通道，有一定的起止、循行部位和交接顺序，在肢体的分布和走向有一定的规律，与体内脏腑有直接络属关系。

奇经八脉包括督脉、任脉、冲脉、带脉、阴跷脉、阳跷脉、阴维脉、阳维脉，有统率、联络和调节全身气血盛衰的作用。

第二节 经 脉

一、十二经脉

（一）十二经脉名称和命名原则

十二经脉对称的分布在人体两侧，分别循行于上肢或下肢的内侧或外侧，每一经脉分别属于一个脏或一个腑，因此，十二经脉中各个经脉的名称，包括手足、阴阳、脏腑三个部分。

①内为阴，外为阳：分布于肢体内侧面的经脉为阴经，根据阴阳衍化，按前、中、后分别称为太阴、厥阴、少阴；分布于肢体外侧面的经脉称为阳经，根据阴阳衍化，按前、中、后分别称为阳明、少阳、太阳。

②脏为阴，腑为阳：五脏为阴，六腑为阳。每一阴经隶属于一脏，每一阳经隶属于一腑。

③上为手，下为足：分布于上肢的经脉，名前冠以"手"字；分布于下肢的经脉，名前冠以"足"字。

根据各经脉所联系脏腑的阴阳属性和在肢体的循行部位，十二经脉分为手三阴经、手三阳经、足三阴经、足三阳经。其具体名称：手太阴肺经、手厥阴心包经、手少阴心经、手阳明大肠经、手少阳三焦经、手太阳小肠经、足太阴脾经、足厥阴肝经、足少阴肾经、足阳明胃经、足少阳胆经、足太阳膀胱经（表4-2）。

表4-2 十二经脉名称分类及其在四肢分布规律表

	阴 经 （属脏）	阳 经 （属腑）	循行部位 （阴经行于内侧面，阳经行于外侧面）		
手	太阴肺经 厥阴心包经 少阴心经	阳明大肠经 少阳三焦经 太阳小肠经	上 肢	前 缘 中 线 后 缘	
足	太阴脾经 厥阴肝经 少阴肾经	阳明胃经 少阳胆经 太阳膀胱经	下 肢	前 缘 中 线 后 缘	

注：在小腿下半部和足背部，肝经在前缘，脾经在中线。至内踝上八寸处交叉后，脾经在前缘，肝经在中线。

（二）走向、交接、分布规律

1. 十二经脉的走向规律

手三阴经从胸部内脏起始，沿上肢内侧行至手指末端，交手三阳经；手三阳经从手指末端走向头面部，交足三阳经；足三阳经从头面部起走向足趾末端，交足三阴经；足三阴经从足趾末端走向腹、胸，交手三阴经。十二经脉的循行走向的总规律：手三阴经从胸走手，手三阳经从手走头，足三阴经从头走足，足三阳经从足走胸腹。如此，十二经脉构成"阴阳相贯，如环无端"（《灵枢·营卫生会》）的循环路径（图4-1）。

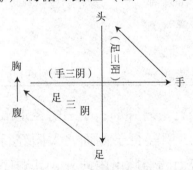

图4-1 十二经脉走向交接规律示意图

2. 十二经脉的交接规律

十二经脉按一定的循行走向，所体现的交接规律包括：

①相表里的阴经与阳经在四肢部交接：如手太阴肺经与手阳明大肠经在食指端交接；手少阴心经与手太阳小肠经在小指端交接；手厥阴心包经与手少阳三焦经在无名指端交接；足阳明胃经与足太阴脾经在足大趾交接；足太

阳膀胱经与足少阴肾经在足小趾交接；足少阳胆经与足厥阴肝经在足大趾爪甲后丛毛处交接。

②同名的阳经与阳经在头面部交接：如手足阳明经交接于鼻旁；手足太阳经交接于目内眦，手足少阳经交接于目外眦。

③相互衔接的阴经在胸腹部交接：如手少阴经与足太阴经交接于心中；手太阴经与足厥阴经交接于肺中；手厥阴经与足少阴经交接于胸中。

十二经脉的循行，凡属六脏（五脏加心包）的经脉为"阴经"，多循行于四肢内侧和胸腹；凡属六腑的经脉称为"阳经"，多循行于四肢的外侧和头面、躯干。

3. 十二经脉分布规律

十二经脉在身体不同部位的体表分布有一定的规律。

①头面部：分布规律是"阳明在前，少阳在侧，太阳在后，厥阴在颠顶。"其分部特点如表4-3。

头为诸阳之会。手三阳经止于头面部，足三阳经起于头面部，手足三阳经在头面部相交接，所以称"头为诸阳之会"。

表4-3　十二经脉在头面部分布规律

部　位		经脉分布
前　面	面额部	手、足阳明经
	面颊部	手太阳经
侧　面	耳颞部	手、足少阳经
后　面	头顶	足太阳经
	枕顶部	（足厥阴经也循行至颠顶部）

②躯干部：手三阳经行于肩胛部；手三阴经走出于腋下；足三阳经中阳明经行于前（胸腹面），少阳经行于侧面，太阳经行于后（背面）；足三阴经均行于腹面。循行于腹面的经脉由内向外，其顺序为足少阴、足阳明、足太阴、足厥阴。

③四肢部：阴经分布在内侧面，阳经分布在外侧面。内侧分为三阴：太阴在前缘，厥阴居中线，少阴在后缘。外侧分为三阳：阳明在前缘，少阳居中线，太阳在后缘。

（三）十二经脉的表里关系和流注次序

1. 十二经脉的表里关系

十二经脉在体内与脏腑相连属，脏腑之间有表里相合的关系，因此，十二经脉中的阴经和阳经也有明确的表里关系。阴经属脏络腑，阳经属腑络脏，阴阳配对，通过经别、别络的相互沟通，组成六对"表里相合"关系：即足太阳与足少阴相表里，足少阳与足厥阴相表里，足阳明与足太阴相表里；手太阳与手少阴相表里，手少阳与手厥阴相表里，手阳明与手太阴相表里。相表里的两经分别循行于四肢内外侧的相对位置，并在四肢末端相交，又分别络属于相互表里的脏腑，构成脏腑阴阳表里相合关系。因此在治疗上，相互表里的两经腧穴也常交叉使用。

2. 十二经脉的流注次序

十二经脉是气血运行的主要通道，气血在十二经脉内流动不息，循环往复，灌注全身内外上下。气血流注从手太阴肺经起始，依次流注至足厥阴肝经，再流至手太阴肺经，首尾相贯，如环无端，构成十二经脉整体循行系统（表4-4）。

表4-4　十二经脉流注次序表

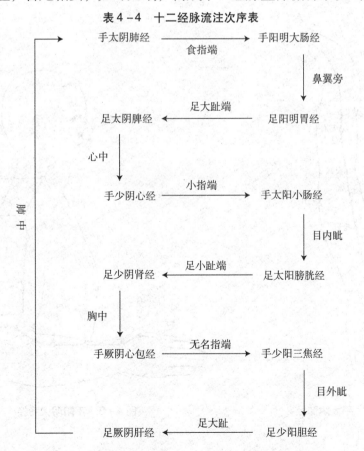

（四）十二经脉的循行

1. 手太阴肺经

起于中焦，下络大肠，返向上沿胃上口，过横膈，属肺，向上至气管、喉咙，沿锁骨横行至胸部外上方（中府穴），出腋下，沿上肢内侧前缘下行，经肘中，循前臂内侧前缘入寸口，上鱼际，至拇指桡侧端（少商穴，图4-2）。

分支：从腕后（列缺穴）分出，沿手掌背侧走向食指桡侧端（商阳穴），交于手阳明大肠经。

2. 手阳明大肠经

起于食指桡侧端（商阳穴），沿食指桡侧上行，经过合谷进入两筋（拇长伸肌腱和拇短伸肌腱）之间，沿上肢外侧前缘，向上至肩关节前缘，向后到第七颈椎棘突下（大椎），再向前下行入锁骨上窝，进入胸腔，络肺，过横膈，属大肠（图4-3）。

分支：从锁骨上窝上行，过颈部至面颊，入下齿龈，再出来夹口两旁，左右交叉于人中，到对侧鼻翼旁，交于足阳明胃经。

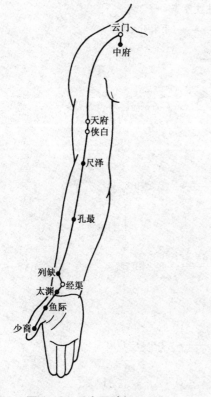

图4-2 手太阴肺经

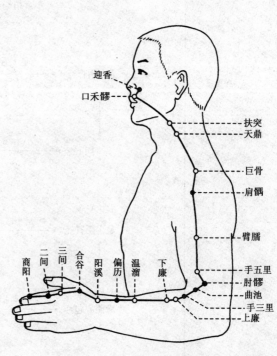

图4-3 手阳明大肠经

3. 足阳明胃经

起于鼻翼旁，夹鼻向上，左右交会于鼻根，向侧行入眼内角（与足太阳经相交于睛明穴），向下沿鼻柱外侧，入上齿龈，还出，夹口环唇，在颏唇沟承浆穴左右相交，退回沿下颌骨后下缘至大迎穴，沿下颌角上行，过耳前，经上关穴，沿发际，到达额前（图4-4）。

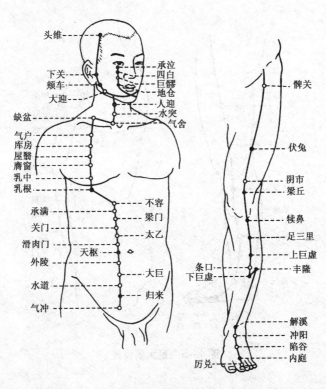

图4-4 足阳明胃经

分支：从大迎穴前方下行至人迎，沿喉咙向下向后至大椎，折向前，入缺盆，下行过横膈，属胃，络脾。

直行者：从缺盆出体表，沿乳中线下行，夹脐旁（中线旁开二寸），下行至腹股沟气街穴。

分支：从胃下口幽门处分出，沿腹腔内下行到气街穴，与直行之脉会合，后下行大腿内侧，沿下肢外侧前缘，过膝盖，沿下肢胫骨外侧前缘向下至足背，进入第二足趾外侧端（厉兑穴）。

分支：膝下三寸（足三里穴）分出，下行入第三足趾外端。

分支：足背（冲阳穴）分出，前行入足大趾内侧端（隐白穴），交于足太阴脾经。

4. 足太阴脾经

起于足大趾内侧端（隐白穴），沿足内侧赤白肉际，上行经过内踝前缘，沿小腿内侧正中线上行，内踝上八寸处走出足厥阴肝经前面，上行沿大腿内侧前缘，入腹，属脾，络胃。向上过横膈，沿食道两旁，连于舌根，散舌下（图4-5）。

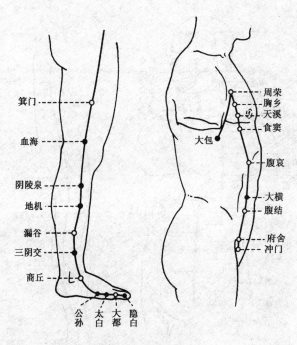

图4-5 足太阴脾经

分支：从胃部分出，上行过横膈，注入心中，交于手少阴心经。

5. 手少阴心经

起于心中，走出后属心系（心脏与其他器官相联系的脉络），向下过横膈，络小肠（图4-6）。

分支：从心系分出，夹咽喉，经颈、颜面深部联系于目系（眼球内连于脑的脉络）。

直行者：从心系出，退回上行经过肺，向下浅出腋下，沿上肢内侧后缘，行于手太阴经、手厥阴经之后，下行过肘中，沿前臂内侧后缘至腕尺侧，进入掌内后缘，沿小指桡侧，出小指桡侧端（少冲穴），交手太阳小肠经。

6. 手太阳小肠经

起于小指尺侧端（少泽穴），沿手背尺侧，直上过腕外侧，出尺骨小头部，沿前臂外侧面后缘上行，经尺骨鹰嘴与肱骨内上髁之间，沿上臂外侧后缘，

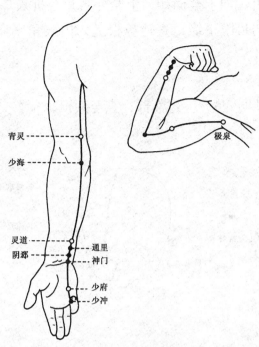

图 4-6 手少阴心经

出于肩关节后面，绕行于肩胛冈上窝以后，交会于大椎穴，前行经锁骨上窝进入胸腔，络于心，沿食管，传过横膈，到达胃，下行，属小肠（图 4-7）。

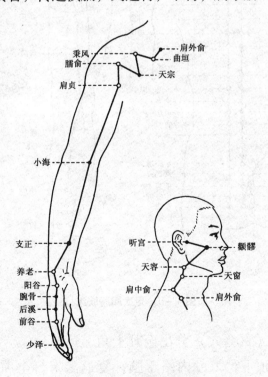

图 4-7 手太阳小肠经

分支：从缺盆沿颈向上至面颊，上至外眼角，折入耳中。

分支：从颊部向目眶下缘，直达鼻根进入内眼角（睛明穴），交于足太阳膀胱经。

7. 足太阳膀胱经

起于眼内角（睛明穴），上过额部，直至颠顶，左右交会于督脉的百会穴（图4-8）。

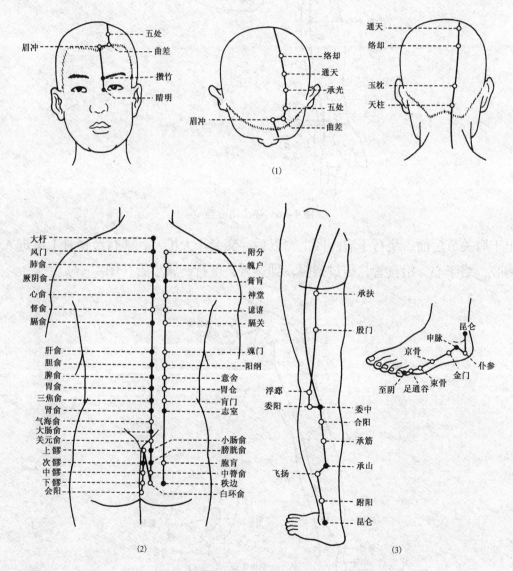

图4-8 足太阳膀胱经

分支：从颠顶（百会穴）分出至耳上角。

直行者：从颠顶下行入颅内络于脑，复返出来行至项后（天柱穴），下行交会于大椎穴，再分左右沿肩胛内侧，夹脊旁，沿背中线旁一寸五分，下行进入脊柱两旁的肌肉，络肾，属膀胱。

分支：从腰中分出，沿脊柱两旁下行，穿过臀部，经大腿后面进入腘窝中（委中穴）。

分支：从项部分出下行，通过肩胛，沿背中线旁三寸下行，过臀部，经过髋关节部，沿大腿外侧后缘下行，会合于腘窝中，向下通过腓肠肌，经外踝后面，在足根部折向前，经足背外侧至足小趾外侧端（至阴穴），交于足少阴肾经。

8. 足少阴肾经

起于足小趾外侧端，斜行于足心（涌泉穴），出舟骨粗隆下（然谷穴），经内踝后进入足跟。再向上沿小腿内侧后缘上行，出腘窝内侧，直至大腿内侧后缘，入脊内，穿过脊柱，属肾，络膀胱（图4-9）。

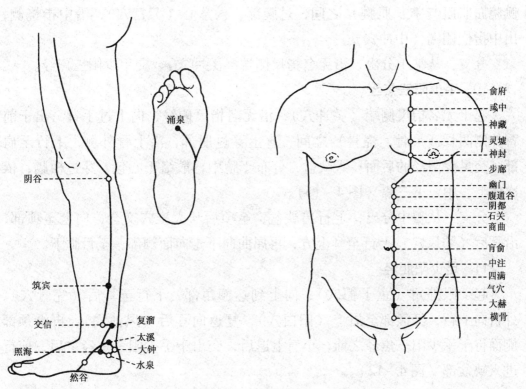

图4-9 足少阴肾经

直行者：从肾上行，穿过肝，上经横膈，进入肺中，沿喉咙，向上至舌根两侧。

分支：从肺中分出，络心，注胸中，交手厥阴心包经。

9. 手厥阴心包经

起于胸中，浅出属于心包络，过横膈，依次络上、中、下三焦（图 4 - 10）。

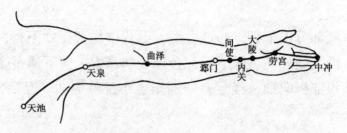

图 4 - 10　手厥阴心包经

分支：从胸中浅出胁部，经腋下三寸处（天池穴），上行至腋窝，沿上肢内侧，行于手太阴、手少阴之间，进入肘中，下行至前臂，行于两筋（桡侧腕屈肌腱与掌长肌腱）之间，过腕部，入掌心（劳宫穴），沿中指桡侧，出中指桡侧端（中冲穴）。

分支：从掌中分出，沿无名指尺侧端（关冲穴），交手少阳三焦经。

10. 手少阳三焦经

起于无名指尺侧端（关冲穴），沿无名指尺侧缘，向上过手背，出于前臂伸侧两骨（尺骨、桡骨）之间，直上穿过肘部，沿上臂外侧，上行至肩部，交足少阳经的后面，入缺盆，分布于膻中，散络于心包，穿过横膈，依次属上、中、下三焦（图 4 - 11）。

分支：从膻中分出，上行出缺盆，至项后与大椎穴交会，向上至项部，沿耳后（翳风穴）上行至耳上方，再屈曲向下走向面颊部，至目眶下。

11. 足少阳胆经

起于眼外角（童子髎穴），向上到达额角部，下行至耳后（完骨穴），外折向上行，经额部至眉上（阳白穴），复返向耳后（风池穴），再沿颈部侧面行于手少阳三焦经之前，至肩上退后，交出于手少阳三焦经之后，前行进入缺盆部（图 4 - 12）。

分支：从耳后分出，进入耳中，出走耳前，至眼外角的后方。

分支：从眼外角分出，下行至下颌部大迎穴，与手少阳经分布在面部的支脉相合，行于目眶下，向下经过下颌角部行至颈部，与前脉会合于缺盆，进入体腔，穿过横膈，络肝，属胆，沿胁里浅出气街，绕阴部毛际，横向进入髋关节部（环跳穴）。

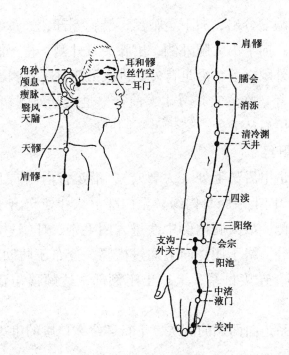

图 4 - 11 手少阳三焦经

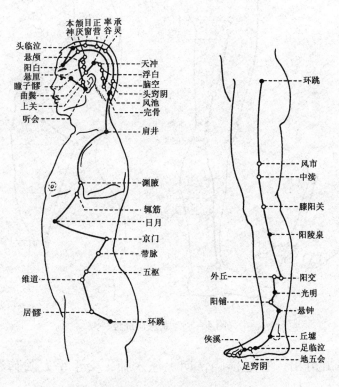

图 4 - 12 足少阳胆经

直行者：从缺盆分出，向下至腋窝，沿胸侧部，经过季胁，下行至髋关节部与前脉会合，向下沿大腿外侧，出膝关节外侧，行于腓骨前面，直下至腓骨下段，浅出外踝之前，沿足背外侧进入第四足趾外侧端（足窍阴穴）。

分支：从足背（临泣穴）分出，前行出足大趾外侧端，折回穿过爪甲，分布于足大趾爪甲后丛毛处，交于足厥阴肝经。

12. 足厥阴肝经

起于足大趾爪甲后丛毛处（大敦穴），沿足背内侧向上，经过内踝前一寸处（中封穴），向上沿胫骨内缘，至内踝上八寸处交出于足太阴脾经的后面，上行至膝内侧，沿大腿内侧中线进入阴毛中，环绕过生殖器，至小腹，夹胃两旁，属于肝，络于胆，向上通过横膈，分布于胁肋部，沿喉咙之后，向上进入咽喉部，连接目系，上行出于额部，达颠顶与督脉交会（图4－13）。

分支：从目系走向面颊的深层，下行环绕在口唇的里边。

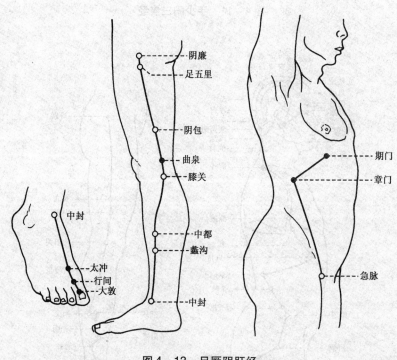

图4－13 足厥阴肝经

分支：从肝分出，穿过横膈，向上注入肺，交于手太阴肺经。

二、奇经八脉

(一) 名称和分布

奇经八脉指十二经脉之外，别道奇行的八条经脉，是经络系统的重要组成部分，包括督脉、任脉、冲脉、带脉、阳跷脉、阴跷脉、阳维脉、阴维脉（表4-5）。

表4-5 奇经八脉的循行分布和功能

名称	循行分布情况	功能
任脉	腹、胸、颏正中	总任六阴经，调节全身阴经气血，故称"阴脉之海"；调节月经，妊养胎儿
督脉	腰、背、头面正中	总督六阳经，调节全身阳经气血，故称"阳脉之海"；主生殖，关脑、肾、脊髓
带脉	起于胁下，环腰一周，状如束带	约束纵行于躯干的各条经脉
冲脉	与足少阴经相并上行，环口唇，与任、督、足阳明等有联系	涵蓄十二经脉气血，故称"十二经之海""血海"；主生殖
阴维脉	小腿内侧，并足太阴、厥阴上行，至咽喉，会合于任脉	调节六阴经经气
阳维脉	足跗外侧，伴足少阳经上行，至项后会合于督脉	调节六阳经经气
阴跷脉	足跟内侧，伴足少阴等经上行，到目内眦与阳跷脉会合	调节肢体运动，司眼睑开合
阳跷脉	足跟外侧，伴足太阳等经上行，到目内眦与阴跷脉会合	

(二) 循行部位

1. 督脉

起于胞中，下出会阴，沿脊柱后面上行，至项后（风府穴）入颅内，络脑，并沿头部正中线，经头顶、额部、鼻，过人中，到上唇系带（龈交穴）（图4-14）。

分支：从脊柱后面分出，属肾。

分支：从小腹内部直上贯脐，上贯心，到喉部，向上到下颌部，环口唇，向上至两眼下部中央。

2. 任脉

起于胞中，下出会阴，经阴阜，沿腹胸正中线上行，到下颌部，环口唇，交会于督脉的龈交穴，沿面颊，分行至目眶下（图 4 - 15）。

分支：由胞中贯脊，向上循行至背部。

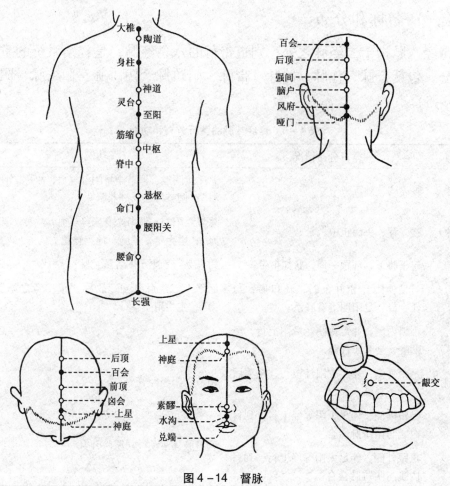

图 4 - 14　督脉

3. 冲脉

起于胞中，下出会阴，从气街部起与足少阴经相并，夹脐向上，散布于胸中，再向上经喉，环口唇，到目眶下（图 4 - 16）。

分支：从气街穴分出，沿大腿内侧进腘窝，再沿胫骨内缘下行到足底；又有支脉从内踝后分出，向前斜入足背，进大趾。

分支：从胞中向后与督脉相通，上行于脊柱内。

4. 带脉

起于季肋，斜向下到带脉穴，绕身一周，在腹面的带脉下垂到少腹（图 4 - 17）。

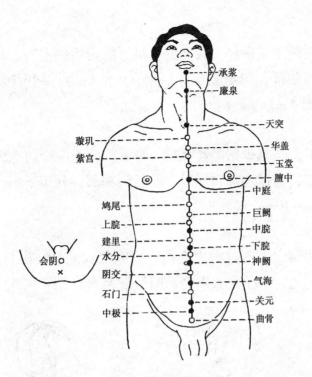

图 4-15 任脉

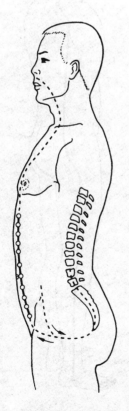

图 4-16 冲脉

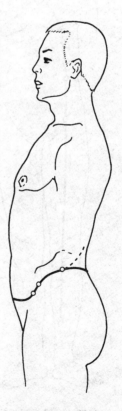

图 4-17 带脉

5. 阴维脉

起于小腿内侧足三阴经交会之处，沿下肢内后侧上行，到腹部，与足太阴脾经同行，到胁部，与足厥阴肝经相合，然后上行到咽喉，与任脉相合，止于廉泉穴（图4-18）。

6. 阳维脉

起于外踝下，与足少阳胆经并行，沿下肢外侧后缘向上，经躯干部后外侧，从腋后上肩，经过颈部、耳后，前行到额部，分布于头外侧和项后，与督脉相合（图4-19）。

7. 阴跷脉

从内踝下照海穴，通过内踝上行，到胸部入缺盆，出行于人迎穴之前，经鼻旁，到眼内角，与手足太阳经、阳跷脉会合（图4-20）。

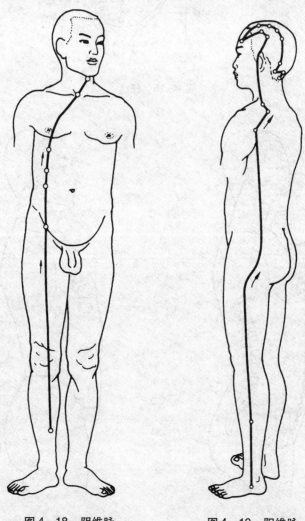

图4-18　阴维脉　　　　　图4-19　阳维脉

8. 阳跷脉

从外踝下（申脉穴）分出，沿外踝后上行，经腹，沿胸部后外侧，经肩部、颈外侧，上夹口角，到眼内角，与手足太阴经、阴跷脉会合，再向上，进入发际，向下到达耳后，与足少阳胆经会于项后的风池穴（图4-21）。

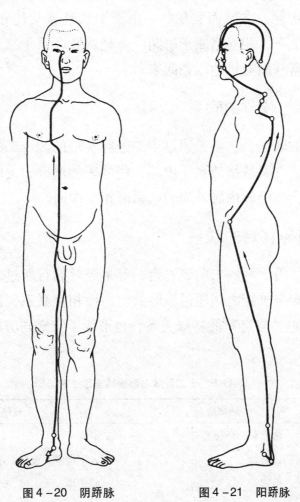

图4-20 阴跷脉   图4-21 阳跷脉

第三节 经络的生理功能

经络遍布全身，纵横交贯，把人体内外、脏腑、肢节、官窍连结为一个有机的整体，在人体生命活动中，具有重要的生理功能。

运行于经脉中的气，称为"经气""脉气"，不仅是指经脉的运动功能和经脉中的营养物质，而且是整体生命活动的表现。

一、联络组织器官，沟通表里上下

人体由五脏六腑、四肢百骸、五官九窍、皮肉筋脉骨等组成，虽有不同的生理功能，但又共同进行有机的整体活动。这种有机的配合，相互联系，主要是依靠经络沟通、联络而实现的。由于十二经脉及其分支的纵横交错，出表入里，通达上下，相互络属于脏腑，奇经八脉联系十二正经等等，人体各个脏腑组织器官从而有机地联系起来。

（一）脏腑与肢节的联系

脏腑与肢节的联系，主要是通过十二经脉实现的。十二经脉内与五脏六腑络属，其经脉之气又散络结聚于皮部，使体表的筋肉、皮肤等组织与内在脏腑之间，通过十二经脉内属外连的联系而相互沟通。

（二）脏腑与官窍的联系

目、鼻、口、舌、耳、二阴等官窍，都是经脉循行所过之处，经脉又多内属于脏腑。官窍与脏腑之间通过经脉的沟通而相互联系，形成了不同的官窍成为不同内脏的"苗窍"的特殊关系，也形成了官窍与脏腑广泛的整体性联系（表4-6）。

表4-6 十二经脉与脏腑器官联络表

	络属脏腑	联络器官
手太阴肺经	属肺，络大肠，环循胃口	喉咙
手阳明大肠经	属大肠，络肺	入下齿中，夹口、鼻
足阳明胃经	属胃，络脾	起于鼻，入上齿，环口夹唇，循喉咙
足太阴脾经	属脾，络胃，流注心中	夹咽，连舌本，散舌下
手少阴心经	属心，络小肠，上肺	夹咽、系目
手太阳小肠经	属小肠，络心，抵胃	循咽，至目内外眦，入耳中，抵鼻
足太阳膀胱经	属膀胱，络肾	起于目内眦，至耳上角，入络脑
足少阴肾经	属肾，络膀胱，上贯肝，入肺中，络心	循喉咙，夹舌本
手厥阴心包经	属心包，络三焦	
手少阳三焦经	属三焦，络心包	系耳后，出耳上角，入耳中，至目锐眦
足少阳胆经	属胆，络肝	起于目锐眦，下耳后，入耳中，出耳前
足厥阴肝经	属肝，络胆，夹胃，注肺	过阴器，连目系，环唇内

（三）脏腑之间的联系

十二经脉各自络属一脏一腑，从而建立相为表里的脏腑之间联系的基础。同时，有的经脉还联系多个脏腑，或有的脏腑有多条经脉到达。如足少阴肾经属肾，络膀胱，贯肝，入肺，络心；又如手太阴肺经属肺、手阳明大肠经络肺、足厥阴肝经注肺等。这样就构成了脏腑之间的多种联系。

（四）经脉之间的联系

十二经脉之间表里阴阳相接，有一定的衔接和流注次序，奇经八脉与十二经脉纵横交错，以及奇经八脉之间的联系，构成了经脉与经脉之间的多种联系。

二、通行气血阴阳

气血阴阳是人体生命活动的动力和物质基础，通过经络循环而通达全身。十二经脉通过一定的阴阳衔接流注次序，以及与奇经八脉的纵横交会，在实现脏腑、肢节、官窍等联系的同时，将气血送达各个脏腑组织器官，发挥其营养濡润、抵御外邪、保卫机体的作用。

三、感应与传导信息

感应传导，指经络系统对于针刺或其他刺激的感觉传递和通导作用。经络系统是人体各组成部分之间的信息传导网，当肌表受到刺激时，刺激量就沿着经脉传于体内的相关脏腑，使其功能发生变化，从而达到疏通气血、调整脏腑功能的目的。同时，脏腑的功能活动变化也能通过经络而反映在体表。

四、调节功能活动

经络能协调阴阳，运行气血，使人体的功能活动保持相对平衡。当人体发生疾病时，出现气血不和、阴阳偏盛偏衰的证候，可以运用针灸、推拿等治法激发经络的调节作用。

附：

一、十二经脉与美容

1. 手太阴肺经与美容

手太阴肺经内络于肺。肺主皮毛，主宣发津液、卫气，津液濡养皮毛，卫气则温煦并协皮肤发挥防御抵抗作用。毛发干枯，以及黄褐斑、痤疮、酒渣鼻、皮肤过敏等损美性疾病均与肺经异常相关，特别是肺经郁热。

2. 手阳明大肠与美容

手阳明大肠经属大肠。"大肠者，传导之官，变化出焉"。司传化糟粕，清理机体的内在环境。从美容角度分析，大肠排泄畅通意为深层清洁。大肠经行于面部，因此痤疮、黄褐斑、脂溢性皮炎等疾病与大肠经有密切联系。

3. 足阳明胃经与美容

足阳明胃经属胃。胃主受纳，腐熟水谷，为气血化生提供物质基础，因此足阳明胃经为多气多血之经。其起于面颊。面颊皮肤属阳明皮部，所以阳明经对面部皮肤的营养代谢起关键性作用。胃经对脾胃有良好的双向调节功能，无论是脾胃虚弱，气血化生乏源所致的失养性改变，如面色无华、皮肤干枯、口唇色淡，还是脾胃积滞，排泄不畅引起的一系列损容性疾病，如皮肤油腻不洁、痤疮等，都可以通过刺激胃经进行调理。因此足阳明胃经是名符其实的美容经络。

4. 足太阴脾经与美容

足厥阴脾经属脾。脾为后天之本，气血生化之源，是形神美容的重要基础。脾主肌肉，其华在唇，直接影响肌肤弹性、口唇的丰润色泽。脾主运化水液，与形体肥瘦关系密切。脾虚，气血生化乏源，会出现肌肉松弛、皮肤干枯、口唇色淡等；脾失健运，痰湿内生，会出现肥胖臃肿。此外，便秘、月经不调等引起的痤疮等损美性疾病也可通过调理脾经腧穴进行治疗。

5. 手少阴心经、手厥阴心包经与美容

手少阴心经属心。心主血脉，其华在面，心的"赤化"作用是血液生成的重要环节。手厥阴心包经属心包，助五脏六腑之大主——心的功能的正常发挥，代心受邪。血液化生和运行正常是美容的重要基础，因此心经或心包经异常会出现血液化生和运行失常导致的皮肤黯黑、萎黄、粗糙、干燥、脱屑、起皱等损美等现象。

6. 手太阳小肠经与美容

手太阳小肠经属小肠。小肠主受盛化物，泌别清浊。小肠主液，参与津液的生成，小肠功能失调也会引起影响皮肤美容的问题。此外，心与小肠相表里，心火上炎引起的皮肤、毛发和五官等损美性疾病也可以通过配以小肠经腧穴进行治疗。

7. 手少阳三焦经与美容

手少阳三焦经属三焦，是水液运行的通道。三焦异常会导致疥疮、酒渣鼻、痤疮等损美性疾病，因此针灸学中将手少阳三焦经列为治疗疥疮、酒渣鼻和痤疮的主要经络。

8. 足太阳膀胱经与美容

足太阳膀胱经属膀胱。其循行部位中直行者分左右纵贯背部，背腧穴与五脏六腑相应，被视为美容重要穴位。因此，脏腑气血失和、寒热虚实失调等引起的一系列美容问题，如肥胖、面色不华、皮肤油腻或干燥、皮肤过敏、早衰等等都可通过调理膀胱经相应腧穴进行治疗。

9. 足少阴肾经与美容

足少阴肾经属肾。肾藏精，为先天之本，肾中精气是主宰人体生长壮老已的重要物质。因此皮肤的衰老与肾、肾经也密切相关。

10. 足少阳胆经与美容

足少阳胆经属胆。胆为精中之腑，内藏胆汁，胆汁泄于肠道助水谷腐熟和运化。胆经失常，胆汁排泄不畅，影响脾胃运化，会引起痤疮、黑斑等疾病。

11. 足厥阴肝经与美容

足厥阴肝经属肝。肝藏血，调节血量，肝主疏泄，调畅全身气机。气血平和则面色红润光泽，因此肝经与美容密切相关。血行不畅，瘀滞于面，会出现面色发青，或黄褐斑；肝血不足，会出现面部失于血液濡养而黯淡无光。

二、经络与减肥

中医学认为，肥胖的形成除先天因素之外，与五脏六腑生理功能密切相关，而五脏六腑及人体各部分的沟通联系是由经络的连接实现的。因此，经络在中医的减肥治疗中起着非常重要的作用，各种证候的肥胖都可以通过针灸、拔罐、按摩等对经络和相应穴位的刺激对人体进行整体的调整进行治疗。

如肺气宣发肃降，通调水道，参与疏通和调节体内津液生成、运输和排泄。因此由于痰、湿、饮等病理产物导致的肥胖，可通过刺激肺经上相应的腧穴，达到宣通肺气、祛水利湿的作用以治疗肥胖。

脾胃虚弱，运化功能失常，脾胃积滞，排泄不畅导致的肥胖，可通过刺激胃经的穴位以调整胃的功能，使人体能量和脂肪代谢趋于正常。此外，由于足阳明胃经经行人体腹部和腿部，因此能够起到很好的局部形体塑形减肥的效果。

肝气不畅，气机郁滞不利，精微运化失常，化为水湿痰饮，充斥肌表脏腑，导致脂肪在皮下和内脏堆积。因此生活、工作等社会环境影响，导致的压抑、抑郁等情志不舒也是导致肥胖的主要因素之一。此类肥胖可通过刺激足厥阴肝经和足少阳胆经的穴位以恢复肝胆疏泄功能进行调整。

【思考题】

1. 经络及其组成有哪些？
2. 简述十二经脉的走向交接次序。
3. 十二经脉气血流注次序如何？
4. 奇经八脉有哪些？
5. 简述奇经八脉的生理功能。
6. 简述经络的生理功能。

第五章 体 质

【知识目标】

1. 掌握体质的基本概念和体质的构成。

2. 熟悉体质的分型和特征。

3. 了解体质的生理基础及体质学说的应用。

【能力目标】

掌握体质的基本概念和体质的构成。

第一节 体质学说概述

一、体质的概念

(一) 体质的基本概念

体质是指个体生命过程中，在先天遗传和后天获得的基础上表现的形态结构、生理功能和心理状态方面综合的、相对稳定的特性。

中医体质学说属于藏象学的内容之一，重在研究正常人体的生理特殊性，揭示个体的差异规律、特征及机理。脏腑经络气血的盛衰偏颇是形成体质差异的决定因素，其差异性在很大程度上决定着疾病的发生发展变化、转归预后上的差异及个体对治疗措施的不同反应性。

(二) 体质的构成

影响体质的因素，可以分为先天和后天。从先天因素而论，《灵枢·天年》指出："人之始生……以母为基，以父为楯。"《灵枢·寿夭刚柔》篇指出："人之生也，有刚有柔，有强有弱，有短有长。"可见，体质的构成来源于父母之精。人在出生之际就有体质差别，胎禀不足会导致出生后身体羸弱。

影响体质的后天因素包括年龄、饮食、锻炼情况、生活起居习惯、疾病因素、用药情况、长期情绪状况、地理环境、社会因素、生活环境等。后天因素对体质的影响，在婴幼儿时期最为明显。小儿脏腑娇嫩、形气未充，但又生机蓬勃、发育迅速，易受外界环境的影响产生不同的体质特征，并且具有多变性。当然，成年人的体质类型相对较稳定，基本不会直接由一种体质类型转变为另一种体质类型，一般需要经过一个相对稳定的正常体质作为过渡阶段。

（三）体质状况的评价

人体体质学说是研究人类群体和个体的体质起源、发展和变异的综合性学科，侧重于基础理论研究。体质现象是人类生命活动的一种重要表现形式。对于这种现象的判断和分析就是体质辨识。整体观是中医学的理论基础，强调人的统一整体性以及人与自然的整体性。在中医治疗疾病过程中多是以此为基础进行疾病分析、诊断和治疗。辨证论治是中医学认识和治疗疾病的基本原则，辨证论治就是整体观在治疗方面的具体体现。体质辨识就是在整体观和辨证论治精神指导下制定的疾病治疗法则之一，也是"因人制宜"原则的具体体现。

（四）体质的特点

人群中的个体在遗传的基础上，在环境的影响下，在其生长、发育和衰老过程中形成代谢、功能与结构上相对稳定的特殊状态。这种特殊状态往往决定着它对某种致病因素的易感性和其所产生的病变类型的倾向性。体质与生理和心理密切相关，它所反映的是生命过程的某些形态特征和生理特性，对自然、社会环境的适应能力，以及发病过程中对某些致病因素的易罹性和病理过程中疾病发展的倾向性。

二、体质学说的形成和发展

自秦汉以来，人们就已经认识到体质与疾病和健康的关系，并对中医体质进行研究。近30年来，随着研究的深入，现代中医体质学说的创立，使中医体质理论更趋完善和充实。

最早对体质进行描述的文献，当属秦汉时期的《黄帝内经》。《灵枢·论痛》云："筋骨之强弱，肌肉之坚脆，皮肤之厚薄，腠理之疏密，各不同……"《素问·逆调论》云："是人者，素肾气胜。"《素问·厥论》云："是人者，质壮，秋冬夺所用。"这里所提及的"素"与"质"就是现今的体质。

继《黄帝内经》之后，张仲景进一步丰富和发展了中医体质理论。《伤寒杂病论》将人划分为强人、羸人、盛人、瘦人、虚弱家、亡血家、汗家、酒家、淋家、湿家等类型，体现了对临床病理性体质的认识。

后世医家着重从病理学的角度，并结合临床辨证对体质进行分类，形成了中医病理体质观念。如明代张景岳从人体禀赋阴阳脏腑的强弱、饮食好恶、用药宜忌等，将体质分为阳脏人、阴脏人和平脏人三类。至清代陈修园、程艺田又予以充实，形成了藏象阴阳体质分类方法。清代章虚谷以人体阴阳的盛衰强弱，将体质分为阳旺阴虚、阴阳俱盛、阴盛阳虚、阴阳两虚四种。叶天士、华岫云则根据形体特征、肌肉软硬、面形和肤色等，将体质分为阴阳两类。近人陆晋生依据病邪的从化规律，从病性的湿、燥、寒、热方面，将体质分为湿热、燥热、寒湿、寒燥四种。

现代中医领域无论理论还是临床，也大都秉承明清以来带有显著病理特点的分类。其典型代表是匡调元从研究体质病理学角度的体质六分法和王琦的九分法。匡氏病理体质将人类体质分成六型，即正常质、燥红质、迟冷质、倦质、腻滞质和晦涩质。王氏将体质划分为平和质、阴虚质、阳虚质、痰湿质、湿热质、气虚质、血瘀质、气郁质和特禀质九种类型。

第二节　体质的分类

其具体分类方法有阴阳分类法、五行分类法、脏腑分类法、形态与功能特征分类法、刚柔分类法、心理特征分类法、勇怯分类法等等。《中医体质分类与判定》标准将体质分为平和质、阳虚质、阴虚质三个基本类型和气虚质、痰湿质、湿热质、血瘀质、气郁质、特禀质，共九个类型。

体质的类型及其特征见表5－1。

表5-1 体质的类型及其特征

平和质特征	偏阳质特征	偏阴质特征
功能较协调	亢奋、偏热、多动体质	不足，偏寒、多静体质
身体强壮	形体多偏瘦，但较结实	形体多偏胖，但较弱，容易疲劳
胖瘦适度	平时畏热喜冷	平时畏寒喜热
或虽胖而不臃滞	或体温略偏高	或体温偏低
虽瘦而有精神	动则易出汗，喜饮水	
面色明润	面色多偏红或微苍黑	面色偏白而欠华
目光有神	或呈油性皮肤	
性格开朗、随和	性格外向，喜动好强	性格内向，喜静少动
食量适中	易急躁，自制力较差	或胆小易惊
二便通调	食量较大，大便易干燥	食量较小
舌红润	小便易黄赤	
脉象缓匀有神	唇、舌偏红，脉多偏阳	
夜眠安和		
精力充沛	精力旺盛，动作敏捷	精力偏弱，动作迟缓
反应灵活	反应灵敏	反应较慢
思维敏捷　工作潜力大	性欲较强	性欲偏弱
自身调节　对外适应能力强		

第三节　体质学说的应用

随着近年来对于体质辨识研究的重视，对体质辨识的起源、应用以及标准研究取得较大进展。

一、体质与病因

体质因素决定着个体对某些病邪的易感性、耐受性。体质反映了机体自身生理范围内阴阳寒热的盛衰偏颇，这种偏颇性决定了个体处于不同的功能状态，从而对外界刺激的反应性不同，亲和性、耐受性不同，也就是选择性不同，正所谓"同气相求"。

脏器发生偏聚盈虚的体质改变，可使体内形成情感好发的潜在环境，使人对外界刺激的反应性增强，使情志症状的产生有一定的选择性和倾向性。

此外，遗传性疾病、先天性疾病的发生，以及过敏体质的形成，也与个体体质有重要的关联。由于生活环境不同，形成了体质的差异，从而使个体的抗病能力和免疫反应不同。

二、体质与发病

体质决定着是否发病，并决定着发病倾向。体质的差异是人体内在的脏腑阴阳气血之偏颇和功能代谢之差异的反映，代表了个体的整体特征。《素问·刺法论》说："正气存内，邪不可干。"由于脏腑组织有坚脆刚柔之别，个体对某些病因的易感性不同，从而决定了不同体质的人发病情况也各不相同。从临床实际上看，同一病因，作用于不同体质的人群，体质虚弱者比体质强壮者易于感邪发病；即使在邪气猖獗之时而同时受病，则体质强壮者比体质虚弱者病程短、病情轻、预后好。

（一）体质与病机

从化的基本概念

从化也称"质化"，是指病情随体质而变化。体质因素决定病机的从化。例如，六淫之邪有阴阳的不同，侵犯人体之后，又会随人体阴阳强弱的变化而为病。如同为风寒之邪，偏阳质者得之易从阳化热，偏阴质者得之易从阴化寒。从化的一般规律是：素体阴虚阳亢者，受邪后多从热化；素体阳虚阴盛者，受邪后多从寒化；素体津血亏耗者，邪多从燥化；素体气虚湿盛者，邪多从湿化。

体质因素决定疾病的传变。疾病的传变虽与邪之强弱、治疗是否得当有关，但主要还是取决于体质因素。如体质强壮者，正气充盛，抗病力强，发病后，即使病情急剧也不易传变，病程亦较短暂。若体质虚弱，抗病无力，则邪易深入，病情多变，甚至发展为重证或危证；若在正虚邪退的后期，则身体不易康复，或发展为慢性疾病。

（二）体质与辨证

体质是辨证的基础，体质决定疾病的临床证候类型。由于体质的特殊性决定着发病后临床证候类型的倾向性，"证"的特征中包含着体质的特征，故中医临床辨证特别重视体质因素，将判别体质状况视为辨证的前提和重要依据，或治病求本之本。如张介宾在辨证时指出："当辨因人因证之别。盖人者，本也；证者，标也。证随人见，成败所由。故因人为先，因证次之。"
因此，我们在临床辨证时，必须掌握患者的体质特点，注意病人在致病动因
作用下，体内阴阳矛盾的运动情况，分清寒热虚实、阴阳表里。

三、体质与治疗

同一种病变，在不同的人，由于体质不同，证候各异，如果均用同一种
治法，则会对此人有效，对彼人非但无效反会有害。因此，中医强调治法必
须"因人制宜"，也即区别不同体质施以治疗。概括以下三点：

（一）区别体质特征而施治

在对疾病的治疗中，必以患者的体质状态作为立法、处方、用药的重要
依据。

（二）根据体质特征注意针药宜忌

药物有性味之偏，针灸有补泻之不同，体质又有虚实寒热之异，因此在
施用针或药进行治疗时，需针对体质，注意宜忌。

1. 注意药物性味

一般来说，偏阳盛体质者宜甘寒、咸寒、酸寒、清滋，忌辛热；偏阴体
质者，宜用温热，忌用苦寒；素体气虚者宜补气，忌耗散；阴阳平和体质者
宜平补平泻，忌妄攻蛮补；痰湿质者宜健脾芳化，忌阴柔；湿热质者宜清热
利湿，忌滋补厚味等等。

2. 注意用药剂量

体质不同对药的反应或敏感性亦不同，故用药剂量也因人而异。一般而
言，体强者，对药物耐受性亦强，药量可大，药力可峻；体弱者，耐受性
差，药量宜小，药力宜缓。

3. 注意针灸宜忌

应用针灸治疗，因患者体质不同，其得气反应亦异。一般体强者对针灸
疼痛的耐受性强，体弱者耐受性差；体胖者，对针刺的反应迟钝，宜深刺、
强刺；瘦弱体形者，对针刺反应敏感，进针宜浅，刺激量相应宜小。

（三）兼顾体质特征，重视善后调理

疾病初愈或趋向恢复时，促其康复的善后调理十分重要，也属于治疗范

畴。调理时需多方面的措施配合，包括药物、饮食、精神心理和生活习惯等。这些措施的具体选择应用，皆需兼顾患者的体质特征。

四、体质与养生

《灵枢·五变》曰："肉不坚，腠理疏，则善病风……五脏皆柔弱者，善病消瘅……粗理而肉不坚者，善病痹。"体质决定着人体对致病因素的易感性和病机、证候的倾向性。对体质的调整与优化，可以提高人群的健康水平。在强身防病、促进病体康复时，必须重视体质因素，并根据体质阴阳偏盛偏衰的不同加以纠正。

五、体质学说对美容美体的影响

（一）自然环境

气候通过人体所处的小环境对人体产生更深刻的影响。空调的广泛使用，使人体在酷暑季节，本应开泄的腠理反而闭塞，致使脾胃受困，更容易形成或加重湿热体质。环境污染对体质和美容的影响不可忽视。它们通过口、鼻、皮肤等进入人体，与人体内生之毒相结合，大大加重了机体排毒系统（脏腑、气机、经络）的负担，日久体内代谢郁滞，内生郁热、湿浊、痰瘀，从而形成火热、痰湿、瘀血体质。常见的损美表现为毛孔粗大、皮肤粗糙、痤疮、黄褐斑等。

（二）社会环境

激烈的生存竞争给许多人带来了前所未有的心理压力，使人们的情绪经常处于压抑、忧愁、思虑、焦虑之中。七情对于脏腑气机的影响各有侧重。其中压抑、郁怒、忧愁、思虑容易造成气机郁滞。因此，面对痰湿或血瘀带来的美容问题，比如肥胖、脱发、囊肿型痤疮、黄褐斑、皮肤油腻粗糙等必须注意调节情绪，疏利少阳肝胆春生之气。

（三）饮食

由于种族和生活环境的不同，中国人的体质更适合以素食为主的杂食，正如《素问·脏气法时论》所说："五谷为养，五果为助，五畜为益，五菜为充，气味合而服之，以补精益气。"近几十年，中国人的饮食结构发生了巨大的变化，主要表现在：过食肥甘厚腻（高热量、高蛋白、高脂肪），嗜食辛热香浓，嗜食冰镇冷饮。长期的"三高"饮食影响有两方面：一是伤及脾胃阳气，易形成寒湿痰浊的体质。二是引起血行不畅，易形成痰湿、血瘀体质。

（四）运动

由于交通与通讯的高度发达，人们习惯久坐不动。一方面摄入过多，一方面运动不足。日久则加重气机不畅，导致痰湿积滞，或促使痰湿、血瘀体质的形成。

甄别易感人群，改善体质状态，减少发病人员，提高健康水平，这是中医体质学说所要达到的"治未病"的更高境界。在中医体质学说的指导下，疾病的治疗，正由群体向个体转化；疾病的预防，正由个体向群体转化；养生保健、未病先防、既病防变是整个医学领域为之奋斗的目标。

附：《中医体质分类与判定》标准

中华中医药学会 2009 年 4 月 9 日发布了《中医体质分类与判定》标准。这是我国第一部指导和规范中医体质研究及应用的技术性文件。该标准的制订工作自 2006 年 6 月启动，由国家中医药管理局立项、中华中医药学会负责、中华中医药学会体质分会编制完成。其作为我国第一部指导和规范中医体质研究及应用的行业标准。

（一）平和质（A 型）

总体特征：阴阳气血调和，以体态适中、面色红润、精力充沛等为主要特征。

形体特征：体形匀称健壮。

常见表现：面色、肤色润泽，头发稠密有光泽，目光有神，鼻色明润，嗅觉通利，唇色红润，不易疲劳，精力充沛，耐受寒热，睡眠良好，胃纳佳，二便正常，舌色淡红，苔薄白，脉和缓有力。

心理特征：性格随和开朗。

发病倾向：平素患病较少。

对外界环境适应能力：对自然环境和社会环境适应能力较强。

（二）气虚质（B 型）

总体特征：元气不足，以疲乏、气短、自汗等气虚表现为主要特征。

形体特征：肌肉松软不实。

常见表现：平素语音低弱，气短懒言，容易疲乏，精神不振，易出汗，舌淡红，舌边有齿痕，脉弱。

心理特征：性格内向，不喜冒险。

发病倾向：易患感冒、内脏下垂等病；病后康复缓慢。

对外界环境适应能力：不耐受风、寒、暑、湿邪。

（三）阳虚质（C型）

总体特征：阳气不足，以畏寒怕冷、手足不温等虚寒表现为主要特征。

形体特征：肌肉松软不实。

常见表现：平素畏冷，手足不温，喜热饮食，精神不振，舌淡胖嫩，脉沉迟。

心理特征：性格多沉静、内向。

发病倾向：易患痰饮、肿胀、泄泻等病；感邪易从寒化。

对外界环境适应能力：耐夏不耐冬；易感风、寒、湿邪。

（四）阴虚质（D型）

总体特征：阴液亏少，以口燥咽干、手足心热等虚热表现为主要特征。

形体特征：体形偏瘦。

常见表现：手足心热，口燥咽干，鼻微干，喜冷饮，大便干燥，舌红少津，脉细数。

心理特征：性情急躁，外向好动，活泼。

发病倾向：易患虚劳、失精、不寐等病；感邪易从热化。

对外界环境适应能力：耐冬不耐夏；不耐受暑、热、燥邪。

（五）痰湿质（E型）

总体特征：痰湿凝聚，以形体肥胖、腹部肥满、口黏苔腻等痰湿表现为主要特征。

形体特征：体形肥胖，腹部肥满松软。

常见表现：面部皮肤油脂较多，多汗且黏，胸闷，痰多，口黏腻或甜，喜食肥甘甜黏，苔腻，脉滑。

心理特征：性格偏温和、稳重，多善于忍耐。

发病倾向：易患消渴、中风、胸痹等病。

对外界环境适应能力：对梅雨季节及湿重环境适应能力差。

（六）湿热质（F型）

总体特征：湿热内蕴，以面垢油光、口苦、苔黄腻等湿热表现为主要特征。

形体特征：形体中等或偏瘦。

常见表现：面垢油光，易生痤疮，口苦口干，身重困倦，大便黏滞不畅或燥结，小便短黄，男性易阴囊潮湿，女性易带下增多，舌质偏红，苔黄腻，脉滑数。

心理特征：容易心烦急躁。

发病倾向：易患疮疖、黄疸、热淋等病。

对外界环境适应能力：对夏末秋初湿热气候、湿重或气温偏高环境较难适应。

（七）血瘀质（G型）

总体特征：血行不畅，以肤色晦暗、舌质紫暗等血瘀表现为主要特征。

形体特征：胖瘦均见。

常见表现：肤色晦暗，色素沉着，容易出现瘀斑，口唇暗淡，舌暗或有瘀点，舌下络脉紫暗或增粗，脉涩。

心理特征：易烦，健忘。

发病倾向：易患癥瘕及痛证、血证等。

对外界环境适应能力：不耐受寒邪。

（八）气郁质（H型）

总体特征：气机郁滞，以神情抑郁、忧虑脆弱等气郁表现为主要特征。

形体特征：形体瘦者为多。

常见表现：神情抑郁，情感脆弱，烦闷不乐，舌淡红，苔薄白，脉弦。

心理特征：性格内向不稳定、敏感多虑。

发病倾向：易患脏躁、梅核气、百合病及郁证等。

对外界环境适应能力：对精神刺激适应能力较差；不适应阴雨天气。

（九）特禀质（I型）

总体特征：先天失常，以生理缺陷、过敏反应等为主要特征。

形体特征：过敏体质者一般无特殊；先天禀赋异常者或有畸形，或有生理缺陷。

常见表现：过敏体质者常见哮喘、风团、咽痒、鼻塞、喷嚏等；患遗传性疾病者有垂直遗传、先天性、家族性特征；患胎传性疾病者具有母体影响胎儿个体生长发育及相关疾病特征。

心理特征：因禀质不同情况各异。

发病倾向：过敏体质者易患哮喘、荨麻疹、花粉症及药物过敏等；遗传性疾病如血友病、先天愚型等；胎传性疾病如五迟（立迟、行迟、发迟、齿迟和语迟）、五软（头软、项软、手足软、肌肉软、口软）、解颅、胎惊等。

对外界环境适应能力：适应能力差，如过敏体质者对易致过敏季节适应能力差，易引发宿疾。

【思考题】

1. 试述体质的概念及体质的特点。

2. 体质形成的生理学基础是什么？

3. 如何理解疾病的传变因体质而异。

第六章 病 因

【知识目标】

1. 掌握六淫的概念及其致病的一般特点。
2. 掌握风、寒、暑、湿、燥、火的性质和致病特点。
3. 掌握七情的基本概念及其致病特点。
4. 掌握痰饮的基本概念、形成及致病特点。
5. 掌握瘀血的基本概念、形成及致病特点。
6. 熟悉疠气的基本概念及其致病特点。
7. 熟悉饮食失宜的类型与疾病的关系。
8. 熟悉劳逸失度的类型与疾病的关系。
9. 了解中医探求病因的方法。
10. 了解常见的痰饮病证。
11. 了解常见的瘀血病证。

【能力目标】

1. 掌握风、寒、暑、湿、燥、火等外感六淫的致病特点。
2. 掌握七情的致病特点。
3. 掌握痰饮和瘀血的致病特点。

病因学说是研究致病因素的性质、致病特点及其临床表现的理论，是中医学理论体系的重要组成部分。

1. 病因的基本概念

病因是指导致人体发生疾病的原因。在中医学中，病因是指破坏人体阴阳相对平衡而引起疾病的原因，包括六淫、疠气、七情过极、饮食、劳逸、外伤以及痰饮、瘀血等。

2. 中医病因的分类方法

在中医学的发展过程中，历代医家提出了不同的病因分类方法。《左传·昭公元年》记载的秦国名医医和提出了"六气病源"说，即"六气，曰阴、阳、风、雨、晦、明也"。六气以阴阳为纲，而淫生六疾统于阴阳，因此"六气病源"也可以称为病因理论的创始。《黄帝内经》将复杂的病因分为阴阳两类，即把风雨寒暑等外来病因归属于阳，把饮食、居处、喜怒等归属于阴。《黄帝内经》亦将病因分为"三部"，即三部分类法。如《灵枢·百病始生》说："夫百病之始生也，皆生于风雨寒暑，清湿喜怒。喜怒不节则伤脏，风雨则伤上，清湿则伤下。三部之气，所伤异类。"汉·张仲景在《金匮要略》中将病因按其传变概括为三个途径，即把经络受邪入脏腑归为内所因，把病变局限于浅表的归为外所因，把房室、金刃、虫兽所伤归为第三类。晋·葛洪在其《肘后备急方·三因论》中认为，疾病的发生乃"一为内疾，二为外发，三为他犯"。隋·巢元方的《诸病源候论》作为病因病机学的第一部专著，首次提出了具有传染性的"乖戾之气"。宋·陈无择在前人病因分类的基础上，明确提出了将病因分为外因、内因、不内外因的"三因学说"，即六淫外感为外所因，七情内伤为内所因，饮食劳倦、跌仆金刃以及虫兽所伤为不内外因。这种把致病因素和发病途径结合起来的分类方法对后世医学影响较大，对临床辨证有一定的指导意义（表6-1）。

表6-1 中医病因的分类

分类	内容
外感病因	六淫、疠气
内伤病因	七情内伤、饮食失宜、劳逸失度
病理产物	瘀血、痰饮、结石
其他病因	外伤、虫兽、药邪等

3. 中医探求病因的方法

传统的中医病因学说在朴素的唯物辩证法思想指导下，形成了系统的理论，其中整体观念贯穿于中医病因学说的形成过程。中医探求病因的方法有两种：

（1）问诊求因

问诊求因即详细询问发病的经过及其有关情况，以推断其病因。《笔花医镜·望闻问切论》曰："惟询问情由，则先知病之来历，细问近况，则又知病之深浅。"这种溯源寻因的方法，如在某些外伤性疾病、食物或药物中毒以及传染性疾病的诊断和治疗中均起决定性的作用。这种方法虽然简单，但实际应用时常受到较多因素的限制。

（2）辨证求因

辨证求因即以疾病的临床表现为依据进行综合分析，从而推求病因的方法，又称为"审症求因"。该方法根据疾病反映出来的临床表现，通过分析疾病的症状、体征来推求病因。比如自然界的风具有善行、动摇不定的特性，临床上就把全身关节游走性作痛或皮肤游走性瘙痒的致病因素概括为风邪。由于"辨证求因"以病因作用于人体后的临床表现为依据，因此"辨证求因"的"因"与实际感受的病因有时并不一致。"辨证求因"是从整体观念出发，从致病因素与机体的整体联系中分析探求病因，参以脉证以定其因的病因辨识方法。其既是中医探求病因的主要方法，也是中医探求病因的特点。

4. 病因与病理产物之间的关系

在疾病的发展过程中，原因和结果是相互作用的。在一定的条件下，原因和结果可以发生变化。在某一阶段的结果，即病理产物，在另一阶段则可能成为新的致病因素。例如，痰饮、瘀血、结石等是各种致病因素侵犯人体，导致脏腑气血功能失调所形成的病理产物，但这种病理产物停留体内又可作为新的致病因素，从而导致其他疾病的发生。

5. 病因与非病因具有相对性

中医病因中的所谓病因与非病因之间存在相对性。如风、寒、暑、湿、燥、火的六气，喜、怒、忧、思、悲、恐、惊的七情，在正常情况下分别是自然界正常的气候和人体的正常情志反映，它们不会导致人体发病，因而不属于病因。然而在异常的情况下就会成为致病因素使人患病。

要辨清病因首先应该了解病因的致病特点，因此，学习掌握各种病因的性质和致病特点是十分重要的。本章根据病因的发病途径、形成过程，将病因分为外感病因、内伤病因、病理产物以及其他病因四大类。

第一节 外感病因

外感病因，是指由外而入，或从肌表，或从口鼻侵入机体，引起外感疾病的致病因素（表6-2）。

表6-2 外感病因

致病特点	临床表现
来源	由外（自然界）而入
侵入途径	肌表、口鼻
发病	外感疾病
症状	恶寒、发热、咽痛、骨节酸痛等

一、六淫

（一）六淫的基本概念

1. 六气的基本概念

六气又称六元，是指风、寒、暑、湿、燥、火六种正常的自然界气候。六气的变化称之为六化。正常的气候变化，是万物生长的条件，对于人体是无害的。由于机体在生命活动过程中，通过自身的调节机制产生了一定的适应能力，从而使人体的生理活动与六气的变化相适应。所以正常的六气一般不易使人发病。

2. 六淫的基本概念

六淫，即风、寒、暑、湿、燥、火六种外感病邪的统称。阴阳相移，寒暑更作，正常的四时气候变化都有一定的规律和限度。如果气候变化异常，六气发生太过或不及，或非其时而有其气（如春天当温而反寒，秋季当凉而反热），以及气候变化过于急骤，超过了一定的限度，使机体不能与之相适应，就会导致疾病的发生。这种情况下称为"六淫"。

异常气候变化并非会使所有人发病。凡身体健壮，抗病力强，能适应这种异常气候变化的人就不会发病；而不能适应这种异常变化的人就会发生疾病。对于后者来说，这种异常的气候变化便是六淫。反之，气候变化基本正常，也会有人因体质较弱，适应能力低下而得病。此时，基本正常的六气对于患病机体来说就成为致病因素，即六淫。

3. 六气与六淫的关系

由于六淫是六气变化而来，因此六淫的性质与六气的特性极为相近。六淫的致病特点也与六气的特性关系十分密切。如属于六气的风具有动摇不定的特性，属于六淫的风则有主动的致病特点；属于六气的火热具有燔灼向上的特性，属于六淫的火热具有炎上的致病特点。了解这些关系将有助于理解六淫的性质和致病特点。

4. 外感六淫与内生五邪的关系

外感六淫属外感病的致病因素，称之为外邪；内生五邪，则是指脏腑阴阳气血失调所产生的内风、内寒、内湿、内燥、内热（火）等五种病理变化，属病机范畴。内生五邪的临床表现虽与风、寒、暑、湿、燥、火等六淫致病特点及其病理反应相似，但为区别于六淫的外风、外寒、外湿、外燥、外火（热），故冠以"内"字，称为"内生五邪"。内生五邪的临床表现，一般都没有表证，多表现为虚证或虚实夹杂证。外感六淫作用于机体后，引起脏腑阴阳气血功能失调而产生的病理变化，其临床表现多有表证，而且多属实证。外感六淫与内生五邪，一为致病因素，一为病理结果，虽有区别，又关系密切。六淫伤人，由表入里，损及脏腑，易导致内生五邪。内生五邪，脏腑功能失调，则又易感受六淫之邪。

（二）六淫的共同致病特点

1. 外感性

六淫的共同致病特点表现在六淫之邪多从肌表、口鼻而入，或两者同时受邪侵犯而发病。例如风湿伤于皮腠，火邪入于口鼻。六淫致病的初起阶段，常以恶寒发热、舌苔薄白、脉浮为主要临床特征，称为表证。若六淫之邪直中入里，虽然没有表证，但病由外入，同样称为外感病。

2. 季节性

六淫致病常有明显的季节性。如春季多风病，夏季多暑病，长夏多湿病，秋季多燥病，冬季多寒病等，故六淫致病与时令气候变化密切相关。当然，气候的变化具有相对性，因而夏季也可有寒病，冬季也可有热病。

3. 地域性

六淫致病常与生活、工作的地点和环境密切相关，如我国西北高原地区多寒病、燥病；东南沿海地区多湿病；高温环境作业者多易患火热燥病。

4. 相兼性

六淫邪气既可单独侵袭人体发病，又可两种或两种以上相兼同时侵犯人体而致病。如风热感冒、风寒湿痹、寒湿困脾等。六淫邪气相兼致病的特点，大多以依附于风或同类相合的方式。

（三）六淫的性质及致病特征

1. 风邪

（1）风邪的基本概念

风具有轻扬开泄、善动不居的特性，故自然界中凡具有此特性的外邪，称为风邪。风邪为病称为外风病。

风为春季的主气，在一年二十四个节气中，大寒、立春、雨水、惊蛰四个节气为风气当令。因风五行属木行，通于肝，故又称春季为风木当令的季节。风虽为春季的主气，但四季常有，因此风邪为病，以春季为多见，四时皆有。

（2）风邪的性质和致病特征

①风性轻扬开泄，易袭阳位：风邪具有轻扬、升发、向外、向上的特性，故风邪致病常易侵袭人体的上部、肌表、腰背等阳位。其性开泄，指其伤人易使腠理不固而汗出。肺为五脏六腑之华盖，伤于肺则肺气不宣，故现鼻塞流涕、咽痒咳嗽等。风邪上扰头面，则头项强痛、口眼㖞斜等。风邪客于肌表，可见恶风、发热等表证。因其性开泄，具有疏通、透泄之性，故风邪侵袭肌表，使腠理开泄，而出现头痛、汗出、恶风等症状。故《素问·太阴阳明论》说：“伤于风者，上先受之。”

②风性善行而数变：“善行”是指风善动不居，易行而无定处。故其致病有病位游移、行无定处的特点。如风疹、荨麻疹发无定处、此起彼伏等特征；游走性关节疼痛，痛无定处等均属风邪的表现。

“数变”是指风邪致病具有变化无常和发病急骤的特点。风疹、荨麻疹之时隐时现，小儿风水病短时间会发生头面一身悉肿均反映了风邪致病数变的特点。

③风性主动：“主动”是指风邪致病具有动摇不定的特点，常表现为角弓反张、直视上吊、颜面肌肉抽搐、眩晕、震颤、四肢抽搐等，如外感热病中的“热极生风”。又如临床上金刃外伤再感风邪，常表现为四肢抽搐、角弓反张等。故《素问·阴阳应象大论》说：“风胜则动。”

④风为百病之长：长者，始也，首也。风为百病之长，一是指风邪是外感病因的先导，寒、湿、燥、热等邪，往往依附于风而侵袭人体。如，与寒合为风寒之邪，与热合为风热之邪，与湿合为风湿之邪等。二是指临床上风邪为患较多。风邪终岁常在，故发病机会多；风邪伤人，表里内外均可伤

及，无孔不入，侵害不同的脏腑组织，可发生多种病证。所以《素问·骨空论》说："风者，百病之始也。"《素问·风论》曰："风者，百病之长也。"见表6-3。

表6-3　风邪的性质和致病特点

性质	致病特点
风性轻扬开泄，易袭阳位	易侵头面、肌表和腰背等阳位，如头项强痛、鼻塞咽痒、面肌麻痹等。腠理开泄，如汗出、恶风等
风性善行而数变	病位不定，如风疹、荨麻疹、行痹。发病急，变化快，如小儿风水
风性主动	有明显动摇不定症状，如眩晕、震颤、四肢抽搐等
风为百病之长	易合他邪兼夹致病，如风寒、风湿、风燥等

2. 寒邪

（1）寒邪的基本概念

凡致病具有寒冷、凝结、收引等特点的外邪，称为寒邪。

寒为冬季的主气，小雪、大雪、冬至、小寒四个节气为寒气主令。因冬为寒气当令，故冬季多寒病，但寒邪为病也可见于其他季节，如气温骤降、涉水淋雨、防寒保暖不够、空调过凉等也常为感受寒邪的重要条件。

（2）寒邪的性质和致病特点

①寒为阴邪，易伤阳气：寒邪与热邪相对，故寒邪属于阴邪。阳气本可制阴，但阴寒偏盛，则阳气不仅不足以驱除寒邪，反被阴寒所伤，所以寒邪最易损伤人体阳气。阳气受损，失于温煦，故全身或局部可出现明显的寒象。寒客肌表，郁遏卫阳者，称之为"伤寒"；若寒邪直中入里，损伤脏腑阳气者，谓之为"中寒"。

②寒性凝滞：凝滞，即凝结阻滞，指寒邪伤人，具有易使气血津液凝结、经脉阻滞之特性。人身气血津液的运行，全赖阳气的温煦推动。寒邪侵入人体，经脉气血失于阳气温煦，易使气血凝结阻滞，涩滞不通，不通则痛，故疼痛是寒邪致病的重要临床表现。因寒而痛，其痛得温则减，遇寒则增。由于寒邪侵犯的部位不同，所以症状各异。若寒客肌表，凝滞经脉，则头身、肢体、关节出现疼痛；若寒邪直中胃肠，则脘腹剧痛；寒客肝脉，则少腹或外阴部冷痛等。

③寒性收引：收引，即收缩牵引之意。寒性收引是指寒邪具有收引拘急之特性，故寒邪侵袭人体，表现为气机收敛，腠理闭塞，经络筋脉收缩而挛

急的致病特点。若寒客经络关节，则筋脉收缩拘急，甚则拘挛作痛、屈伸不利或冷厥不仁等。若寒邪侵袭肌表，则毛窍收缩，卫阳郁闭，可见恶寒、发热、无汗等（表6-4）。

表6-4 寒邪的性质和致病特点

性质	致病特点
寒为阴邪，易伤阳气	全身或局部有明显的寒象，如形寒肢冷、脘腹冷痛
寒性凝滞	气血凝滞，经脉不通，不通则痛
寒性收引	肌腠闭塞，毛窍收缩，筋脉挛急，恶寒，无汗，筋脉拘急作痛，易合他邪兼夹致病，如风寒、风湿、风燥等

3. 湿邪

（1）湿邪的基本概念

凡致病具有重着、黏滞、趋下特性的外邪，称为湿邪。湿为长夏主气。大暑、立秋、处暑、白露四个节气为湿气当令。夏秋之交，阳热尚盛，雨水且多，湿热熏蒸，水气上腾，湿气最盛，故一年之中长夏多湿病。湿亦可因涉水淋雨、居处伤湿，致人发病。湿邪为患，四季均可发生。

湿邪所致的外湿病与脾虚生湿引起的内湿病虽然成因不同，但在发病中常相互影响。湿邪入侵会影响脾的运化而导致湿自内生。反之，脾虚运化水湿无力也可生湿，易致湿邪的入侵。

（2）湿邪的性质和致病特点

①湿为阴邪，易伤阳气：湿性类水，水属于阴，故湿为阴邪。阴邪侵入，机体阳气与之抗争，故湿邪侵入，易伤阳气。脾主运化水湿，喜燥恶湿，对湿邪又有特殊的易感性，所以脾具有运湿而恶湿的特性。因此，湿邪侵袭人体，常先困脾，使脾阳不振，运化无权，发为泄泻、水肿、痰饮等。

②湿性重浊：所谓"重"，即沉重、附着之意。故湿邪致病，其临床症状有沉重的特点，如头身困重、四肢酸楚、沉重等。若湿邪外袭肌表，湿遏清阳，则头重如束布帛；如湿滞经络关节，阳气布达受阻，则可见肌肤不仁、关节疼痛重着等。所谓"浊"，即秽浊垢腻之意。故湿邪为患，易于出现排泄物和分泌物秽浊不清的现象。如湿浊在上则面垢、眵多；湿滞大肠，则大便溏泄、下痢脓血黏液；湿浊下注，则小便浑浊、妇女黄白带下过多；湿邪浸淫肌肤，则可见疮疡、湿疹、脓水秽浊等。

③湿性黏滞，易阻气机："滞"，即停滞。所谓黏，主要表现在两个方

面：一是症状的黏滞性。即湿病症状多黏滞，如大便黏，小便涩滞不畅，以及分泌物黏浊等。二是病程的缠绵性。因湿性黏，胶着难解，故起病缓慢隐袭，病程较长，往往反复发作或缠绵难愈。如湿温，是一种由湿热病邪所引起的外感热病。由于湿邪的特异性，其发热症状时起时伏，缠绵不愈，具有明显的病程长、难以速愈的特点。他如湿疹、湿痹（着痹）等，亦因其湿而不易速愈。

因湿为重浊之邪，故伤人易留滞于脏腑经络，阻遏气机，使脏腑气机升降失常，经络阻滞。湿阻胸膈则胸闷；湿困脾胃，纳运失职，升降失常，则不思饮食、脘痞腹胀、便溏不爽、小便短涩。

④湿性趋下，易袭阴位：水性就下，湿类于水，故湿邪有趋下之势，湿邪致病也具有易于伤及人体下部的特点。例如水湿所致的水肿多以下肢为明显。又如带下、小便浑浊、泄泻、下痢等，亦多由湿邪下注所致。正如《灵枢·百病始生》所说："清（寒）湿袭虚，病起于下。"见表6-5。

表6-5　湿邪的性质和致病特点

性质	致病特点
湿为阴邪，易伤阳气	气机运行阻滞，升降失调，表现为身困、胸闷、脘痞腹胀等 尤以损伤脾阳为著，表现为泄泻、水肿等
湿性重浊	症状有沉重特性，如四肢沉重等 分泌物和排泄物秽浊不清
湿性黏滞，易阻气机	症状的黏滞性，如二便黏腻不爽、分泌物黏滞等 病程的缠绵性，起病缓，传变慢，病程迁延，缠绵难愈
湿性趋下，易袭阴位	易于伤人下部，腰膝症状为多

4. 燥邪

（1）燥邪的基本概念

凡致病具有干燥、收敛等特性的外邪，称为燥邪。燥为秋季主气。秋分、寒露、霜降、立冬四个节气为燥气当令。秋季天气收敛，其气清肃，气候干燥，水分匮乏，自然界呈现一派肃杀景象。燥气太过，伤人致病则为燥邪。燥邪为病，有温燥、凉燥之分。初秋有夏热之余气，久晴无雨，秋阳似曝之时，燥与热相结合而侵犯人体，故病多温燥。深秋近冬之际，西风肃杀，燥与寒相结合而侵犯人体，则病多凉燥。

（2）燥邪的性质和致病特点

①燥性干涩，易伤津液：干，干燥；涩，涩滞。燥邪其性干燥，侵犯人

体，最易损伤人体的津液，出现各种干燥、涩滞的症状。如口鼻干燥，皮肤干燥，甚则皲裂，毛发不荣，小便短少，大便干结等。燥邪伤津之甚，则可损及阴液。

②燥易伤肺：肺为娇脏，喜润而恶燥。肺主气而司呼吸，直接与自然界大气相通，且外合皮毛，开窍于鼻，燥邪多从口鼻而入。燥与肺相应，故燥邪最易伤肺。燥邪犯肺，使肺津受损，宣肃失职，从而出现干咳少痰，或痰黏难咳，或痰中带血，甚则喘息胸痛等（表6-6）。

表6-6　燥邪的性质和致病特点

性质	致病特点
燥性干涩，易伤津液	以口、鼻、咽、唇等官窍干燥、皮肤干涩、毛发不荣为特征
燥易伤肺	干咳少痰或无痰，或痰黏难咳等

5. 暑邪

（1）暑邪的基本概念

凡夏至以后，立秋以前，致病具有炎热、升散、夹湿特性的外邪，统称为暑邪。暑为夏季主气，小满、芒种、夏至、小暑四个节气，为暑气当令。暑邪有明显的季节性，主要发生在夏至以后，立秋以前。暑邪独见于夏令，故有"暑属外邪，并无内暑"之说。

（2）暑邪的性质和致病特点

①暑为阳邪，其性炎热：暑为盛夏之火气，具有酷热之性。火热属阳，故暑邪属阳邪。暑邪伤人多表现出一系列阳热症状，如高热、心烦、面赤、烦躁、脉象洪大等。

②暑性升散，易扰心神，易伤津耗气：升散，即上升、发散之意。升指暑邪易于上犯头目，内扰心神，引起心烦闷乱而不宁；散指暑邪为害，易于伤津耗气。故暑邪侵犯人体多直入气分，致腠理开泄而大汗出。汗出过多，一方面耗伤津液，出现口渴喜饮、唇干舌燥、尿赤短少等。另一方面，在大量汗出同时，往往气随津泄，而导致气虚。故伤于暑者，常可见到气短乏力，甚则突然昏倒、不省人事。

③暑多夹湿：暑季不仅气候炎热，且常多雨而潮湿，热蒸湿动，湿热弥漫空间，人身之所及、呼吸之所受均受湿热之影响，故暑邪多夹湿邪侵犯人体。因而临床除发热、烦渴等暑热症状外，常兼见四肢困倦、胸闷呕恶、大便溏泄不爽等湿阻症状（表6-7）。

表6-7 暑邪的性质和致病特点

性质	致病特点
暑为阳邪，其性炎热	临床有高热、汗出、口渴、脉洪大等热盛症状
暑性升散，易扰心神，易伤津耗气	汗多津伤，口渴喜饮，尿少短赤，气短，倦怠或猝然昏倒，不省人事
暑多夹湿	除暑热表现外，又常见胸闷、四肢倦怠、便溏不爽等湿阻之候

6. 火（热）邪

（1）火（热）邪的基本概念

凡致病具有炎热升腾等特性的外邪，称为火热之邪。火旺于夏季，春分、清明、谷雨、立夏四个节气为火气当令。火并不像暑那样具有明显的季节性，也不受季节气候的限制。

火与热，异名同类，本质皆为阳盛，均属外感六淫邪气，致病也基本相同。火邪与热邪的主要区别是：热邪致病，临床多表现为全身性弥漫性发热征象；火邪致病，临床多表现为某些局部症状，如肌肤局部红、肿、热、痛，或口舌生疮，或目赤肿痛等。

（2）火（热）邪的性质和致病特点

①火（热）为阳邪，其性燔灼趋上：寒为阴，热为阳，故热为阳邪。火热有燔灼向上的特性，故火热之邪侵犯人体其症状多表现在人体上部。如风热上扰可见头痛、耳鸣、咽喉红肿疼痛；阳明热盛可见齿衄、口舌糜烂等症。

②火（热）邪易伤津耗气：热邪伤人，临床上表现出高热、面赤、脉洪数等一派热的症状。热邪在内一方面迫津外泄，另一方面消灼煎熬阴津，从而耗伤人体的阴液，故火邪致病临床表现除热象显著外，往往伴有口渴喜饮、咽干舌燥、小便短赤、大便秘结等津伤液耗的症状。此外热邪太盛，势必耗气，加之热邪迫津外泄，气随津泄，因此临床上还可见体倦乏力、少气等气虚的症状。

③火（热）邪易生风动血：所谓热邪易生风动血，是指火热之邪侵犯人体，易引起肝风内动和血液妄行的病证。火热之邪侵犯人体，热盛时使肝阳亢奋，进而肝风内动。由于肝风为内热甚引起，故又称"热极生风"。临床表现为高热、神昏、四肢抽搐、两目上视、角弓反张等。火热之邪不仅易引起热极生风，而且还易于影响血液的循行。血得寒则凝，得温则行，火热之邪侵犯血脉，轻则可扩张血脉，加速血行，甚则可灼伤脉络，迫血妄行，引

起各种出血的病证，如衄血、吐血、便血、尿血、皮肤发斑、崩漏等。

④火（热）邪易扰心神：心在五行中属火，火性躁动，与心相应，故火热之邪入于营血，尤易影响心神，轻者心神不宁，心烦失眠；重者可扰乱心神，出现狂躁不安、神昏谵语等症。

⑤火（热）邪易致阳性疮痈：火热之邪侵犯人体血分，可聚于局部、腐蚀血肉或发为疮疡痈肿。其中火毒、热毒是引起疮疡的主要原因，所致阳性疮痈以局部红、肿、热、痛为特征（表6-8）。

表6-8　火（热）邪的性质和致病特点

性质	致病特点
火（热）为阳邪，其性燔灼趋上	病变多表现为上部，如面红目赤、口舌糜烂、齿龈肿痛等
火（热）邪易伤津耗气	全身或局部热象显著，以高热、脉洪数为特征。常伴口渴喜饮、咽干舌燥、小便短赤、大便秘结、体倦乏力、少气等气虚症状
火（热）邪易生风动血	生风：热极生风而现高热、神昏、抽搐等 动血：迫血妄行而现各种出血
火（热）邪易扰心神	心烦失眠、狂躁谵语等
火（热）邪易致阳性疮痈	腐蚀血肉，发为痈疽疮疡，以局部红、肿、热、痛为特征

二、疠气

（一）疠气的基本概念

疠气，又称"瘟疫病邪"，是一类具有强烈致病性和传染性病邪的统称。在中医文献中，疠气又称为"疫毒""疫气""异气""戾气""毒气""乖戾之气"等。

疠气有别于六淫，是具有强烈传染性的外邪。疠气可以通过空气传染，多从口鼻而入，也可随饮食入里，或蚊虫叮咬，通过皮肤接触、血液、性接触等途径感染而发病（表6-9）。

表6-9　疠气的传播途径

致病因素	传播途径
空气	口鼻而入
饮食	从口而入

续表

致病因素	传播途径
蚊虫叮咬	皮肤、血液
血液传播	输血
性传播	性接触

疠气致病的种类很多，如大头瘟、虾蟆瘟、疫痢、白喉、烂喉丹痧、天花、霍乱、鼠疫、疫黄（急性传染性肝炎）、流行性出血热、艾滋病（AIDS）、严重急性呼吸道综合征（SARS）等等，以及许多传染病或烈性传染病。

（二）疠气的致病特点

1. 传染性强，易于流行

疫病之气具有强烈的传染性和流行性，可经空气、食物等多种途径在人群中传播。当处在疫病之气流行的地域时，无论男女老少，体质强弱，只要接触疫疠之气多会发病。疠气发病，既可大面积流行，也可散在发生。

2. 发病急骤，病情危笃

由于疫气多属热毒之邪，其性疾速，而且常夹毒雾、瘴气等秽浊之气侵犯人体，故疠气致病发病急骤，来势凶猛，变化多端，病情险恶，发病过程中常出现高热、扰神、动血、生风等危重症状。

3. 特异性强，症状相似

疠气致病有一定的特异性，作用于何脏何腑，发为何病，具有特异性定位的特点。疠气对机体作用部位具有一定选择性，在不同部位上产生相应的病证。疠气种类不同，所致之病各异。每一种疫病，均有各自的临床特征和传变规律。例如痄腮，无论患者是男是女，一般表现为耳下腮部发肿（表6-10）。

表6-10　疠气的致病特点

特点	表现
传染性强，易于流行	疠气具有传染性、流行性，可大面积流行，亦可散在发生
发病急骤，病情危笃	发病急骤，来势凶猛，病情险恶，多有高热、扰神、生风、动血等危重症状。
特异性强，症状相似	一气一病，症状相似。特异的临床症状和传变规律

（三）疠气形成和疫病流行的原因

1. 气候反常
自然气候的反常，如久旱酷热、水涝、湿雾瘴气等，均可滋生疠气而导致疾病的发生。

2. 环境污染和饮食不洁
环境卫生不佳，如水源、空气污染也会滋生疠气。同样，食物污染、饮食不洁也可引起疫病发生。如疫毒痢、疫黄等病是疠气直接随饮食进入体内而发病。

3. 预防隔离工作不当
预防隔离工作不当也往往导致疫病的发生或流行，这是因为疠气具有强烈的传染性，人触之者皆病。

4. 社会因素
社会因素对疠气的发生与疫病的流行也有一定的影响。如生活极度贫困，或战乱不停，社会动荡不安，百姓工作环境恶劣，则疫病不断发生和流行。反之，国家安定，且注意卫生防疫工作有效，治疗措施到位，传染病即能得到有效的控制。

第二节 内 伤 病 因

内伤病因，是与外感病因相对而言的，因其致病由内而生，因此称为内伤。内伤病因是指人的情志或行为超过了人体能够承受的正常范围，成为直接伤及内脏的致病因素，主要有七情内伤、饮食失宜、劳逸失度等。

一、七情内伤

（一）七情和七情内伤的概念

1. 七情的基本概念
七情是指喜、怒、忧、思、悲、恐、惊七种正常的情志活动，是人体脏腑生理和精神活动对内外环境变化产生的情志反应，一般不会导致或诱发疾病。

2. 七情内伤的基本概念

七情内伤，是指喜、怒、忧、思、悲、恐、惊等七种引发和诱发疾病的情志活动。

情志是中医学对情绪的特有称谓，即是对现代心理学中情绪的中医命名。情志活动属于中医学"神"的范畴。只有过于突然、强烈持久的情志刺激，超越了人体的生理和心理适应能力，损伤机体脏腑精气，导致功能失调，或人体正气虚弱，脏腑精气虚衰，对情志刺激的适应调节能力低下，导致疾病发生或诱发时，七情则称之为"七情内伤"。

（二）七情与内脏精气的关系

由于人体是以五脏为中心的有机整体，故情志活动与五脏精气的关系最为密切。五脏精气的盛衰、气血运行的通畅，在情志的产生变化中发挥着基础性作用。若五脏精气、阴阳出现虚实变化及功能紊乱，气血运行失调，则可出现情志的异常变化。如《灵枢·本神》说："肝气虚则恐，实则怒……心气虚则悲，实则笑不休。"《素问·调经论》说："血有余则怒，不足则恐。"

客观事物的刺激只有通过脏腑功能活动才能反映出七情的变化，而脏腑的功能活动又依赖于气的温煦、推动和血液的濡润、滋养，所以，七情又是脏腑气血功能活动在精神情志方面的外在表现。若脏腑气血失调，即可产生异常的情志。如肝病患者疏泄功能失职，可见情绪抑郁不乐，多疑善虑，或心烦易怒；心病患者藏神功能失职，常可出现心悸不安、哭笑无常或精神情绪异常等症。所以脏腑气血失调是情志致病的重要条件。

因此，在情志活动的产生和变化中，心与肝发挥着重要的作用。正常情志活动的产生依赖于五脏精气充盛及气血运行的畅达，肝主疏泄，调畅气机，促进和调节气血运行，在调节情志、保持心情舒畅方面发挥着重要作用。

（三）七情内伤的致病特点

1. 直接伤及内脏

七情过激致病，可直接损伤内脏而导致内伤疾病的发生。

（1）损伤相应之脏

情志活动必须以五脏精气作为物质基础，外界的刺激作用于相应的内脏，表现出特定的情志变化，故七情分属于五脏。即怒为肝之志，喜为心之志，悲（忧）为肺之志，思为脾之志，恐（惊）为肾之志。七情过激过久，可以损伤相应的内脏，如"怒伤肝""喜伤心""思伤脾""悲伤肺""恐伤肾"。

（2）影响心神

七情过激伤人发病，首先作用于心神，产生异常的心理反应和精神状态。七情过激过久，虽可分别伤及五脏，但与心之关系尤为密切。心为五脏六腑之大主，主宰精神情志活动，因而七情伤脏均先影响心神，心神受损必涉及其他脏腑产生种种病变。如喜乐过度可伤心，致使精神涣散、神志失常。同样忧愁思虑、盛怒、恐惧、大惊等情志太过都可伤及心神。

（3）易伤心、肝、脾

肝的疏泄功能能够调畅情志，关系到机体全身气机的运动，因而七情致病导致脏腑气机紊乱，必然影响到肝的疏泄功能发生太过或不及，所以肝失疏泄也是情志致病发病机制的关键。脾胃为人体脏腑气机升降运动的枢纽，为气血生化之源，故各种情志伤脏，常可损伤脾胃，导致脾胃纳运升降失常。所以说，情志所伤为害，又以心、肝、脾和气血的功能失调为多见。如过于惊喜易伤心，可致心神不宁，出现心悸、失眠、健忘，甚则精神失常等；郁怒太过则伤肝，肝气郁结，可见两胁胀痛、胸闷太息、咽中如有物梗阻、月经延后等，甚则可见痛经、闭经、癥瘕；忧思不解易伤脾，脾失健运，可见食欲不振、脘腹胀满、大便溏泄等。故情志内伤，最易损伤心、肝、脾三脏。

2. 影响脏腑气机

七情致病伤及内脏，主要是影响脏腑的气机，使脏腑气机升降失常，气血运行紊乱。不同的情志刺激，对气机的影响也有所不同。七情影响脏腑气机的病变，故《素问·举痛论》说："百病生于气也，怒则气上，喜则气缓，悲则气消，恐则气下……惊则气乱……思则气结。"

（1）怒则气上

指大怒致使肝气上逆，甚则血随气逆的病机变化。

大怒可见头胀头痛，面红目赤，呕血，甚则昏厥猝倒；若兼肝气横逆，可见腹痛、腹泻等症。《素问·生气通天论》说："大怒则形气绝，而血菀于上，使人薄厥。"《素问·调经论》说："血之与气并走于上，则为大厥，厥则暴死，气复反（返）则生，不反则死。"

（2）喜则气缓

指过度喜乐，致使心气涣散或心神惮散的病机变化。

喜则气缓包括缓解紧张情绪和心气涣散两个方面。在正常情况下，喜能缓和紧张情绪，使营卫通利，心情舒畅。《素问》说："喜则气和志达，营卫通利，故气缓矣。"但暴喜过度，又可使心气涣散，神不守舍，出现精神不能集中，甚则失神狂乱等症。

（3）悲则气消

指过度悲忧，导致肺气耗伤或宣降失常的病机变化。

过度悲忧临床常见意志消沉、精神不振、气短胸闷、乏力懒言等症。《素问·举痛论》说："悲则心系急，肺布叶举，而上焦不通，荣卫不散，热气在中，故气消矣。"

（4）恐则气下

指过度恐惧，致使肾气失固，气陷于下的病机变化。

恐惧或突然受惊皆能使肾气受损。肾气不固，可见二便失禁，甚则遗精、骨痿等症；精气下陷，心肺失于濡养，水火升降失常，可见心神不安、夜不能寐、脘腹胀满等症。

（5）惊则气乱

指猝然受惊，导致心神不定，气机逆乱的病机变化。

受惊可导致心气紊乱，气血失调，使心无所倚，神无所归。症见惊悸不安、慌乱失措，甚则神志错乱，或二便失禁。

（6）思则气结

指过度思虑，导致心脾气机郁滞，运化失职的病机变化。

古人认为，"思"发于脾，而成于心，故思虑过度不但耗伤心神，也会影响脾气。思虑过度，暗耗阴血，心神失养则心悸、健忘、失眠、多梦。气机郁结阻滞，脾的运化无力，胃的受纳腐熟失职，便会出现纳呆、脘腹胀满、便溏等症。

3. 七情变化，影响病情

情绪积极乐观，七情反应适当，当怒则怒，当悲则悲，怒而不过，悲而不消沉，有利于病情的好转乃至痊愈。情绪消沉，悲观失望，或七情异常波动，可使病情加重或恶化。临床观察，若患者有较剧烈的情志波动，往往会使病情加重，或急剧恶化。如有高血压病史的患者，若遇事恼怒，肝阳暴涨，血压可以迅速升高，发生眩晕，甚至突然昏厥，或昏仆不语，半身不遂，口眼㖞斜。心脏病患者，亦常因情志波动而使病情加重或迅速恶化。

总之，喜、怒、忧、思、悲、恐、惊七种情志，与内脏有着密切的关系。情志为病，内伤五脏，主要是使五脏气机失常、气血不和、阴阳失调而致病的。至于所伤何脏，有常有变。七情生于五脏，又各伤对应之脏，如喜伤心、怒伤肝、恐伤肾……此其常。但有时一种情志变化也能伤及几脏，如悲可伤肺、伤肝等；几种情志又同伤一脏，如喜、惊均可伤心，此其变。临床应根据具体的表现，作具体分析，不能机械地对待。

二、饮食失宜

饮食，是我们人类生存的必不可少的物质之一，无论是饮食本身的质量优劣，还是饮食失宜都会影响人类的健康。脾为后天之本，将饮食物化生的水谷精微化为气血，才能维持我们人类正常的生理功能，保障人体的健康。同时合理的膳食，为气血的化生提供了基础。相反，如果营养匮乏或不合理的膳食结构，会对脾胃造成损伤，影响脾胃的运化、腐熟等功能，从而引起一系列病证。另外，脾胃损伤后，还可能聚湿、生痰、化热，引发其他疾病。饮食失宜包括饮食失节、饮食偏嗜和饮食不洁等。

（一）饮食失节

饮食失节是指饮食不能节制，明显低于或超过本人的适度的饮食量，包括饥饱失常和饮食无时。

1. 饥饱失常

饥饱失常包括过饱和过饥。

（1）过饥

过饥是指摄食不足，如饥而不得食，或有意识限制饮食，或因脾胃功能虚弱而纳少，或因七情强烈波动而不思饮食，或不能按时饮食等。过饥则摄食不足，化源缺乏。一方面因气血亏虚而脏腑组织失养，功能活动衰退，全身虚弱；另一方面又因正气不足，抗病力弱，易招致外邪入侵，继发其他疾病。此外，长期摄食过少，胃腑失于水谷以养，也可损伤胃气而致胃部不适或胃脘疼痛等。如果有意抑制食欲，又可发展成厌食等较为顽固的身心疾病。

（2）过饱

过饱是指饮食过量，或暴饮暴食，或中气虚弱而强食，超过脾胃的消化、吸收功能而致病。轻者饮食积滞不化，以致"宿食"内停，可见脘腹胀满疼痛、嗳腐泛酸、呕吐、泄泻、厌食等。

饥饱失常在小儿尤为多见，因其脾胃较成人为弱，食滞日久，可以郁而化热；伤于生冷寒凉，又可以聚湿生痰。婴幼儿食滞日久还可以出现手足心热、心烦易哭、脘腹胀满、面黄肌瘦等症，称之为"疳积"。成人如果久食过量，还常阻滞肠胃经脉的气血运行，发生下利、便血、痔疮等。过食肥甘厚味，易于化生内热，甚至引起痈疽疮毒等。

总之，不宜极饥而食，食不可过饱；不宜极渴而饮，饮不可过多。饮食过多，则生积聚；渴饮过多，则聚湿生痰。此外，在疾病过程中，饮食不节还能改变病情，故有"食复"之说。

2. 饮食无时

饮食时间固定，有规律地进食，可以保证消化、吸收功能有节奏地进行活动，脾胃可协调配合，有张有弛，水谷精微化生有序，并有条不紊地输布全身。自古以来就有一日三餐，"早饭宜好，午饭宜饱，晚饭宜少"之说。饮食有节则身体康健。

（二）饮食偏嗜

饮食偏嗜是指特别喜好某种性味的食物或专食某些食物。如种类偏嗜、寒热偏嗜、五味偏嗜等。

1. 种类偏嗜

饮食种类合理搭配，膳食结构合理，才能获得充足的营养，以满足生命活动的需要。人的膳食结构应该谷、肉、果、菜齐全，且以谷类为主，肉类为副，蔬菜为充，水果为助，调配合理，根据需要兼而取之，才有益于健康。若结构不适，调配不宜，有所偏嗜，便可导致脏腑功能紊乱。如过嗜酵酿之品，易导致水饮积聚；过嗜瓜果乳酥，易致水湿内生，发为肿满。

2. 寒热偏嗜

饮食宜寒温适中，否则多食生冷寒凉，可损伤脾胃阳气，寒湿内生，则发为腹痛泄泻等症。偏食辛温燥热，可使胃肠积热，出现口渴、腹满胀痛、便秘，或生痔疮。

3. 五味偏嗜

五味偏嗜是指长期嗜食酸、苦、甘、辛、咸等，引起脏腑损伤而为病。人的精神气血都由五味资生。五味与五脏各有其亲和性，如酸入肝，苦入心，甘入脾，辛入肺，咸入肾。如果长期嗜好某种食物，就会使该脏腑功能偏盛偏衰，久之可以按五脏间相克关系传变，损伤他脏而发生疾病。如多食咸味，会使血脉凝滞，面色失去光泽；多食苦味，会使皮肤干燥而毫毛脱落；多食辛味，会使筋脉拘急而爪甲枯槁；多食酸味，会使皮肉坚厚皱缩，口唇干薄而掀起；多食甘味，则骨骼疼痛而头发脱落。此外，嗜好太过，可致营养不全，缺乏某些必要的营养，而殃及脏腑为病。例如，脚气病、夜盲症、瘿瘤等都是五味偏嗜的结果。

（三）饮食不洁

饮食不洁是指食用不清洁、不卫生或陈腐变质或有毒的食物，多是由于缺乏良好的卫生习惯所造成。

进食不洁会引起多种胃肠道疾病，如腹痛、吐泻、痢疾等；或引起寄生虫病，如蛔虫病、蛲虫病、寸白虫病等，临床表现为腹痛、嗜食异物、面黄肌瘦等症。若蛔虫窜进胆道，可出现上腹部剧痛、时发时止、吐蛔，四肢厥冷的蛔厥证。若进食腐败变质、有毒食物，可致食物中毒，出现腹痛、吐泻，重者可出现昏迷或死亡。

总之，正常、合理的饮食能够维持人体生命活动的生理功能，饮食失宜常常导致多种疾病。

三、劳逸失度

劳逸失度包括过度劳累和过度安逸两个方面。正常的劳动和体育锻炼，有助于气血流通，增强体质。必要的休息，可以消除疲劳，恢复体力和脑力，不会使人致病。只有比较长时间的过度劳累，或体力劳动，或脑力劳动，或房劳过度；或过度安逸，完全不劳动、不运动，才能成为致病因素而使人发病。

（一）过劳

过劳即过度劳累，也称劳倦所伤，包括劳力过度、劳神过度和房劳过度。

《庄子·刻意》说："形劳而不休则蔽，精用而不已则劳，劳则竭。"劳役过度，精竭形蔽是导致内伤虚损的重要原因。如《素问·宣明五气》说："五劳所伤，久视伤血，久卧伤气，久坐伤肉，久立伤骨，久行伤筋。"过度劳倦与内伤密切相关。李东垣在《脾胃论》中提出，劳役过度可致脾胃内伤，百病由生。人到老年，气血渐衰，尤当注意劳逸适度，慎防劳伤。

1. 劳力过度

劳力过度，又称"形劳"，指较长时间的过度用力，劳伤形体而积劳成疾，或者是病后体虚，勉强劳作而致病。

劳力过度可以导致疾病发生，一方面劳力过度可以损伤内脏功能，致使脏气虚少，出现精神疲惫、少气无力、四肢困倦、懒于语言、形体消瘦等，如《素问·举痛论》所说"劳则气耗"。另一方面，劳力过度可造成形体损伤，即劳伤筋骨。主要表现为筋骨、关节、肌肉长时间的运动，致形体组织损伤，久而成疾。《素问·宣明五气》所说的"久立伤骨、久行伤筋"即指此而言。

2. 劳神过度

劳神过度是指长期用脑过度，思虑劳神而积劳成疾，是情志因素持续的、剧烈的超过机体适应能力的心神活动，能耗伤心脾，甚则殃及诸脏，是精神或神经疲劳的主要原因，又称"心劳"。

由于心藏神，脾主思，血是神志活动的重要物质基础，故用神过度，长思久虑，则易耗伤心血，损伤脾气，以致心神失养，神志不宁。故《素问·阴阳应象大论》说："脾在志为思。"心主血藏神，所以思虑劳神过度，则耗心血，损伤脾气，可出现心神失养的心悸、健忘、失眠、多梦及脾不健运的纳呆、腹胀、便溏等症。

3. 房劳过度

房劳过度又称"肾劳"过度，指房事太过，或手淫恶习，或妇女早孕多育等耗伤肾精、肾气而致病。

由于肾藏精，为封藏之本，故肾精不宜过度耗泄。正常的性生活，一般不损伤身体，但房劳过度会耗伤肾精，可致精神萎靡、腰膝酸软、眩晕耳鸣，或男子遗精滑泄、性功能减退，甚或阳痿，女子则月经不调、痛经、闭经等。

（二）过逸

过逸，即过度安逸，包括体力过逸和脑力过逸等。过度安逸可致气血运行不畅，筋骨柔弱，脾胃呆滞，甚则继发他病。

人体每天需要适当的活动，气血才能流畅。若长期不劳动，又不从事体育锻炼，故易使人体气血不畅，脾胃功能减弱，出现食少乏力，精神不振，肢体软弱，或发胖臃肿，动则气喘、汗出等症，或继发他病。《素问·宣明五气》所说的"久卧伤气"即是这个道理。

过劳伤人，过度安逸同样可以致病。《黄帝内经》中所提到的"久卧伤气""久坐伤肉"，即指过度安逸而言。升降出入是人体气机运动的基本形式。人体脏腑经络气血阴阳的运动变化，无不依赖于气机的升降出入。安逸过度，不进行适当的活动，可致气机失常，影响五脏六腑、四肢九窍，而发生种种病理变化。贪逸不劳不仅损害人体健康，甚至危及生命。

过度安逸的致病特点主要体现在三个方面：一是气机不畅。如果生活过于安逸且长期运动减少，则人体气机失常，可导致脾胃等脏腑的功能活动减低，出现食少、肢困、胸闷、腹胀、肌肉软弱或发胖臃肿等。久则进一步影响津液代谢和血液运行，形成血瘀、痰饮等。二是正气虚弱，阳气不振。过度安逸，会造成阳气失于振奋，脏腑经络功能减退，体质虚弱，正气不足，抗邪无力等。三是长期的用脑过少，加之阳气不振，可致神气衰弱，出现健忘、精神萎靡、反应迟钝等。

第三节　继发性病因

继发性病因是指在疾病发生、发展、演变过程中产生的某些有害物质，这些病理产物潴留在体内，往往会成为新的致病因素，从而引起新的疾病。

在疾病发生和发展过程中，原因和结果可以相互转化。由原始致病因素所引起的后果，可以在一定条件下转化为另一些变化的原因，成为继发性致病因素。痰饮、瘀血、结石都是在疾病过程中所形成的病理产物。其滞留体内而不去，又可成为新的致病因素，作用于机体，引起各种新的病理变化，因其常继发于其他病理过程而产生，故又称继发性病因。继发性病因有痰饮、血瘀等。

一、痰饮

痰饮的基本概念：痰饮是人体脏腑气化失司、水液代谢障碍所形成的病理产物。

痰饮是致病因素和病理结果的统一体。一般说来，痰得阳气煎熬而成，炼液为痰，浓度较大，其质稠黏；饮得阴气凝聚而成，聚水为饮，浓度较小，其质清稀。因此有"积水为饮，饮凝为痰"之论。

（一）痰饮的形成

痰饮多由外感六淫，或饮食失宜及七情所伤等，使肺、脾、肾及三焦等脏腑气化功能失常，水液代谢障碍，以致水津停滞而成。由于肺、脾、肾及三焦等对水液代谢起着重要作用，故痰饮的形成多与肺、脾、肾及三焦的功能失常紧密相关。如肺主宣发肃降，通调水道。若肺失宣降，水津不能气化输布，则可停聚而成痰饮。脾主运化水湿，若脾虚，中阳不振，运化失职，则水湿不化可聚成痰饮。肾主蒸化水液，若肾阳不足，蒸化无力，水液不得化气，也可停留而成痰饮。三焦乃水与气通行之道路，若三焦失于通调，则水停气滞，气水互结，亦可发为痰饮。另外，肝失疏泄、心阳不振和心气不足都会引起湿浊和津液内停，形成痰饮。

（二）痰饮的致病特点

痰饮形成后，可流注全身，经络、肌肤、筋骨、脏腑等全身各处无处不到，极易产生多种病变。故《临证指南医案·痰》说："痰症之情状，变幻不一。"

1. 阻碍气血运行

痰饮随气流行，机体内外无所不至。若痰饮流注经络，易使经络阻滞，气血运行不畅，出现肢体麻木、屈伸不利，甚至半身不遂等。若结聚于局部，则形成瘰疬痰核，或形成阴疽、流注等。

瘰疬是指发生于颈部、下颌部的淋巴结结核。小者为瘰，大者为疬，以其形状累累如珠故名。痰核是指发生在颈项、下颌及四肢等部位的结块，不红不肿，不硬不痛，常以单个出现皮下，因其肿硬如核大，故名痰核。"疽"为发于肌肉筋骨间之疮肿。其漫肿平塌、皮色不变、不热少痛者为"阴疽"。"流注"指毒邪流走不定而发生于较深部组织的一种化脓性疾病。痰饮为水湿所聚，停滞于中，易于阻遏气机，使脏腑气机升降失常。

2. 影响水液代谢

痰饮本为水液代谢失常的病理产物，其一旦形成之后，作为一种致病因素作用于机体，可进一步影响肺、脾、肾的水液代谢功能。如寒饮阻肺，可致宣降失常，水道不通；痰湿困脾，可致水湿不运；饮停于下，可影响肾阳的功能，致蒸化无力，从而影响人体水液的输布和排泄，使水液进一步停聚于体内，导致水液代谢障碍更为严重。

3. 易于蒙闭神明

痰浊上扰，蒙闭清阳，则会出现头昏目眩、精神不振、痰迷心窍；或痰火扰心、心神被蒙，见胸闷心悸、神昏谵妄，或引起癫、狂、痫等疾病。

4. 症状复杂，变化多端

从发病部位言，饮多见于胸腹四肢，与脾胃关系较为密切。痰之为病，则全身各处均可出现，无处不到，与五脏之病均有关系，其临床表现也十分复杂。一般说来，痰之为病，多表现为胸部痞闷、咳嗽、痰多、恶心、呕吐、腹泻、心悸、眩晕、癫狂、皮肤麻木、关节疼痛或肿胀、皮下肿块，或溃破流脓，久而不愈。饮之为害，多表现为咳喘、水肿、疼痛、泄泻等。

（三）痰饮致病的病证特点

痰饮在不同的部位表现出不同的症状，变化多端，其临床表现，可归纳为咳、喘、悸、眩、呕、满、肿、痛八大症。痰和饮所在的病位及其病证特点见表6-11、表6-12。

表6-11 痰的病位及病证特点

病位	主要症状
心	胸闷，心悸，神昏，痴呆
肝	头晕，目眩，抽搐
肺	咳嗽，气喘，痰多
咽喉	咽中梗阻，吐之不出，咽之不下
经络	瘰疬痰核，肢体麻木，半身不遂，阴疽流注
皮下	皮下结节，肿块
骨与肌肉	肿胀，结块
关节	关节疼痛，强直，畸形

表6-12 饮的分类、病位及病证特点

分类	病位	主要症状
痰饮	肠胃	腹中辘辘有声，形体消瘦，头目眩晕，心悸气短，乏力，呕吐清水等
悬饮	胁肋	两胁或单侧疼痛、转侧加重，气短息促、胸间胀痛
溢饮	四肢	身体困重疼痛，肢体浮肿，小便不利，或见畏寒无汗等
支饮	胸膈	咳嗽气逆，胸闷短气，喘息不得卧，面部及肢体浮肿等

二、血瘀

血瘀是指体内因血液停积或血行滞缓而形成的病理产物，为继发性致病因素，又称"败血""恶血""蓄血""衃血""污血"等。

血瘀这种病理产物一经形成，就成为某些疾病的致病因素而存在于体内。同时血瘀又是一种继发性的致病因素，包括因血液运行不畅、停滞于经脉或脏腑组织内的血液，以及体内瘀积的离经之血。

（一）血瘀的形成

血液的正常运行，主要与心、肺、肝、脾等脏的功能，脉道的通利，气的推动与固摄，以及寒热等内外环境因素密切相关。凡是能引起血液运行不畅，影响血液正常运行，或致血离经脉而瘀积的内外因素，均可导致血瘀。

1. 外伤

各种外伤，诸如跌打损伤、负重过度等，或外伤肌肤，或内伤脏腑，使血离经脉，停留在身体中，不能及时消散或排出体外，或血液运行不畅而形成血瘀。

2. 出血

出血之后，专事止涩，过用寒凉，使离经之血凝滞，未离经之血郁滞不畅而形成瘀血；或因出血之后，离经之血未能排出体外而为瘀，所谓"离经之血为瘀血"。

3. 气虚

气虚时外邪乘虚而入，影响脏腑功能，阻滞气机导致血瘀；血液失于温煦而凝集，或者因为推动无力而运行迟缓，或者因为固摄失权而溢出脉外都可以导致血瘀。此为因虚致瘀。

4. 气滞

邪气闭阻和情志郁结均可造成气滞，气行则血行，气滞血亦滞，气滞必致血瘀。《血证论·吐血》说："气为血之帅，血随之而运行；血为气之守，气得之而静谧。气结则血凝，气虚则血脱，气迫则血走。"

5. 血寒

血得温则行，得寒则凝。感受外寒，或阴寒内盛，使血液凝涩，运行不畅，则成血瘀。另外，由于感受寒邪之后，血脉拘急，促进或加重了血瘀。如《医林改错·积块》说："血受寒则凝结成块。"

6. 血热

热入营血，血热互结，或使血液黏滞而运行不畅，或热灼脉络，血溢于脏腑组织之间，亦可导致血瘀。如《医林改错·积块》说："血受热则煎熬成块。"可见，寒热伤及血脉均可致瘀。

此外，情志内伤、饮食起居失常亦可导致血瘀。

（二）血瘀的致病特点

血瘀形成之后，不仅失去了血液的濡养作用，还可以导致新的病变发生。

1. 易于阻滞气机

血为气之母，血能载气，血瘀形成后，势必影响和加重气机阻滞，故有"血瘀必兼气滞"之说。此外，气为血之帅，气机郁滞，又可引起全身或局部的血液运行不畅，而导致血瘀气滞、气滞血瘀的恶性循环。

2. 影响血脉运行

血瘀形成之后，无论是溢于脉外而留积，还是在脉内的瘀滞，均可影响肝、心等脏腑的功能，导致局部或全身的血液运行失常。

3. 影响新血生成

瘀血为病理性产物，其已完全失去对机体的濡养滋润作用。瘀血阻滞体内日久不散，会影响脏腑的功能，影响新血的生成。因而有"瘀血不去，新血不生"的说法。

4. 病位固定，病证繁多

瘀血一旦发生会停滞于某一或多个脏腑组织，且多难于及时消散，故其致病又具有病位相对固定的特征。而且瘀血阻滞的部位不同，形成原因各异，兼邪不同，其病理表现也就不同。血瘀脏腑则见证多端，阻于心，则胸痹、心痛、心悸、癫狂；阻于肺，则喘急、咯血；阻于肝，则胁痛，或见胁下癥积；瘀于胞宫，则小腹疼痛、痛经、经闭。

5. 易生险证

血瘀碍气或累及神明之主，可以导致心痛暴作，或猝然昏仆不知人，甚者昏厥猝死。

（三）血瘀致病的特点

血瘀致病，虽然症状错综繁多，但主要特点见表6-13。

表6-13　血瘀致病的特点

症状	主要特点
疼痛	多刺痛，固定不移，且多昼轻夜重，病程较长
肿块	肿块固定不移，在体表色青紫或青黄，在体内为癥积，较硬或有压痛
出血	血色紫暗或夹有瘀块
紫绀	面部、口唇、爪甲青紫
舌质	舌质紫暗，或有瘀点瘀斑。这是血瘀最常见的指征
脉象	脉细、涩、沉、弦或结代

此外，面色黧黑、肌肤甲错、皮肤紫癜、精神神经症状（善忘、狂躁、昏迷）等也较为多见。

附：其他病因

除上述六淫、疠气、七情内伤、饮食失宜、劳逸失度、痰饮、血瘀等致病因素外，还有结石、毒邪、外伤、虫邪、药邪等致病因素。

（一）结石

结石是多种因素作用下形成的病理产物，形成后会导致新的病证，又称为继发性病因。结石是指身体的某些部位所形成的坚硬如石的物质，其中以胆和泌尿系最为常见。结石形成的原因很多，与患者的体质有密切关系，如肝郁之体、湿热之躯易生结石或结石易于复发。

（二）毒邪

毒邪是指致病强烈、危害严重或发病突然或相互传染的致病因素，包括毒物、疫毒等。其含义较广，凡恶物皆可称毒。毒邪分为内毒和外毒。内毒是因为脏腑功能和阴阳气血失调，导致代谢产物蓄积在机体并对机体造成伤害的一类毒性物质。外毒是指由外侵入的毒性物质并造成机体伤害的一类病邪。

（三）外伤

外伤指利器、撞击、跌仆等外力损伤所导致的病证，包括跌打损伤、烧烫伤、化学伤、冻伤、电击伤等，其均可导致内脏、筋骨、肌肉、皮肤等的损伤。

（四）虫邪

人体常见的寄生虫有绦虫、钩虫、蛔虫、蛲虫、血吸虫等。寄生虫寄居于人体内，消耗人体的营养物质，同时可造成各种损害，导致疾病发生。

（五）药邪

药邪是指药物加工、使用不当而引起的一类致病因素。药物既可治病，也可致病。如果药物炮制不当，或医生不熟悉药物的性味、用量、配伍禁忌而使用不当，或病人不遵医嘱而乱服某些药物等，均可引起疾病发生。药邪包括用药过量、炮制不当、配伍不当、用法不当等。

【思考题】

1. 何谓六淫？六淫致病的共同特点是什么？

2. 简述六淫各自的性质和致病特点。

3. 为什么说"燥易伤肺"？

4. 寒邪与湿邪在"易伤阳气"上有何区别？

5. 热（火）邪与暑邪在性质和致病特点上有何异同？

6. 试比较寒邪与湿邪致病的异同。

7. 为什么说"火热易生风动血"。

8. 何谓"疠气"？试述疠气的致病特点。

9. 何谓七情内伤？七情内伤的致病特点是什么？

10. 何谓痰饮？痰饮是怎样形成的？

11. 何谓血瘀？试述血瘀致病的症状特征。

第七章 病 机

【知识目标】

1. 掌握发病的基本原理。

2. 掌握病机的基本概念。

3. 掌握邪正盛衰与疾病虚实变化和发展转归的关系。

4. 掌握阴阳偏盛、偏衰、互损、格拒、亡失的病机。

5. 掌握内生"五邪"的病机。

6. 了解精气血失常、津液不足、津液代谢障碍的病机。

【能力目标】

1. 掌握发病机理，正确理解正气和邪气在发病中的作用。

2. 掌握阴虚和阳盛的鉴别；阳虚和阴盛的鉴别；亡阴与亡阳的鉴别。

3. 掌握真实假虚和真虚假实的鉴别。

4. 了解气机失调的各种病机。

5. 了解血失调的各种病机。

1. 病机的基本概念

病机是疾病发生、发展、变化的规律和机理。

病机一词，首见于《素问·至真要大论》。该篇数次提到病机，并强调其重要性，又从临床常见的病证中，总结归纳为十九条，即后世所谓的"病机十九条"。

2. 病机学说的基本概念

病机学说是研究疾病发生、发展、变化的机理并揭示其规律的基础理论。

中医学认为，疾病的发生、发展和变化，与患者的体质强弱和致病邪气的性质密切相关。病邪作用于人体，人体正气奋起而抗邪，引起了正邪斗争。斗争的结果，邪气对人体的损害居于主导地位，破坏了人体阴阳的相对平衡，使脏腑气机升降失常，或使气血功能紊乱，并进而影响全身脏腑组织器官的生理活动，从而产生了一系列的病理变化。

病机学说内容广泛，涉及诊断、辨证及临床各科。中医基础理论主要阐述疾病发生、发展、变化的共性病机和基本规律。本章重点阐述发病机理、基本病机。

第一节　发病机理

疾病是与健康相对而言的。中医学认为，人体脏腑、经络的生理活动正常，气血阴阳协调平衡，是维持人体生命活动稳定的基础。疾病是人体在某种致病因素作用下，人体脏腑、经络等生理活动异常，气血阴阳失调，导致"阴阳失调"，出现的各种临床症状。

中医学认为，疾病的发生和变化，虽然错综复杂，但总其大要，不外关系到人体本身的正气和邪气两个方面。

一、发病的基本原理

（一）正气不足是发病的内在根据

1. 正气的基本概念

正气是与邪气相对而言的，指人体内具有抗病、祛邪、调节、修复及对外环境适应等作用的一类细微物质。

人体正常的生理功能活动包括脏腑经络、形体官窍和精、气、血、津液的生理功能以及正常的精神情志等方面的活动。正气包括的范围非常广泛，既包括以上诸方面自身的活动状态，也包括其活动状态、产物对人体产生的作用与影响。例如，脾的传输布散水谷精微的功能、胃的受纳腐熟功能、肺主宣发卫气的功能，以及阳气的温煦功能、津液的濡润功能、血的滋润濡养功能、卫气的固护肌表和驱邪外出的功能、经络的运行气血和调节全身上下内外的功能等，均属于正气的范畴。

人体的正气旺盛取决于三个基本条件：一是脏腑经络、形体官窍等形态结构的完好。二是精、气、血、津液等生命物质的化生充足，运行输布正常。三是人体各种功能活动的正常及相互之间协调有序。

2. 正气的防御作用

正气的防御作用主要表现为抵御外邪侵袭、驱邪外出、修复调节等（表7-1）。

表7-1 正气的防御作用

正气抗邪	机理及表现
抵御外邪侵袭	正气旺盛，抗邪有力，外邪就难以入侵而致病
驱邪外出	正气强盛，正邪相搏，驱邪外出，而不发病
修复调节	正气通过其自我调节、修复，调整阴阳的协调平衡，使得病邪入侵而造成的机体阴阳失调趋于正常

3. 正气在发病中的作用

正气是决定发病的关键因素，正气的强弱对疾病的发生、发展及其转归均起着主导作用。正气在发病中的主导作用主要体现为：

（1）正虚感邪而发病

正气虚弱，无力抗邪，外邪在此时得以乘虚侵入人体，从而导致机体脏腑组织阴阳气血的功能失调，即"正不胜邪"而发病。

（2）正虚生邪而发病

正气虚弱，人体脏腑功能失调，导致气血津液的代谢失常，可产生痰饮、水湿、瘀血等病理产物，这些病理产物可以作为病邪导致疾病的发生。

（3）正气强弱决定发病的证候性质

邪气侵犯人体，若正气不足者，脏腑功能减退，多表现为虚证或虚实夹杂之证；若正气充盛者，则奋起抗邪，多表现为实证。

（二）邪气是发病的重要条件

1. 邪气的基本概念

邪气是与正气相对而言的。各种致病因素的总称，简称为"邪"。包括存在于外界和人体内部产生的各种具有致病作用的因素，如六淫、疠气、内伤七情、饮食失宜、外伤、虫兽伤、痰饮、瘀血、痰核、结石、毒邪等。

2. 邪气在发病中的作用

中医发病学的基本观点还包括：邪气是发病的重要条件。邪气与发病的关系主要体现在以下四个方面：

（1）影响发病的性质、类型、特点

不同类别、不同性质的邪气作用于人体，可以发生不同的疾病，表现出不同的发病特点、病证性质或证候类型。一般来说，感受阴邪易致寒证，感受阳邪易致热证。如六淫中火邪侵入人体以后，会导致心火炽盛，出现面赤舌疮、心烦失眠、小便短赤等热证。六淫中寒邪直中人体，伤及脾胃，则会出现吐泻清稀、脘腹冷痛、小便清长等寒证。

（2）影响病情轻重

六淫致病，发病多轻浅；疫疠之邪致病，发病多急重且迅速深入。同一病邪伤人，邪气强盛者，病情重而深；感邪轻微者，病情轻而浅。如同为寒邪袭人，因感邪轻重不一，其病则有伤寒和中寒之异，邪甚而深者为中寒，邪轻而浅者为伤寒。

（3）影响发病部位

发病的部位也与邪气的种类、性质有关。例如，风为阳邪，易袭阳位，易侵犯人体的肌表、腰部、头面。湿邪易袭阴位，多犯人体下部。

（4）邪气在某些情况下在发病中起主导作用

邪气是发病的重要条件，在一定的条件下，甚至可以起主导作用。如疫气、毒邪、高温、高压电流、枪弹杀伤、毒蛇咬伤等，即使正气强盛，也难免不被伤害。

3. 邪气伤正的机理

邪气对人体正气的伤害，主要表现在导致生理功能异常、造成形质损伤、改变体质类型和导致康复能力下降四个方面（表7-2）。

表7-2　邪气伤正的机理

邪气伤正	机理与表现
导致生理功能异常	邪气致病可致机体阴阳失调，脏腑、经络功能紊乱，精、气、血、津液的代谢及功能失常
造成形质损伤	很多病邪常常直接或间接对人体形质造成损伤或消耗，如外伤
改变体质类型	邪气致病导致脏腑、气血、阴阳等多方面的病理变化，其结果可以改变体质类型
导致康复能力下降	邪气侵袭人体，必然损伤人体正气，导致机体抗病能力、自愈及康复能力下降

（三）邪正相搏与发病

1. 决定发病与否

（1）正盛邪弱不发病

正气充足，能抵御外邪入侵，或驱邪外出，使机体不受邪气的侵害，不出现临床症状和体征，故不发病。

（2）邪盛正虚则发病

邪气亢盛，超越了正气的抗邪能力，外邪入侵或内生病邪亢盛，导致机体阴阳失调，或脏腑功能异常，出现临床症状和体征，则产生疾病。

2. 决定证候类型

正盛邪实，多形成实证；正虚邪衰，多形成虚证；邪盛正虚，多形成复杂的虚实夹杂之证或危证。

二、影响发病的主要因素

（一）环境与发病

1. 气候因素

当季节气候发生急骤的、剧烈的、持续的异常变化，如高温酷暑、久旱暴晒、淫雨连绵、湿雾弥漫、当暖而寒、应寒而温等，一方面可使正气的调和适应能力不及而易感六淫之邪导致疾病的发生，另一方面又可促成某些疫病病邪的孳生与传播，从而易于发生"时行疫气"。此外，气候变化还是诱发、加重疾病的因素。例如，哮喘、胸痹患者多在冬季发病或加重等。

2. 地域因素

地域不同，地势高低、气候冷暖、水土性质及人们生活习俗的差异，对疾病的发生有着重要影响，也导致了地域性的多发病、常见病。例如，西北之域，地势高峻，居处干燥，气候寒凉而多风，人之腠理常闭而少开，故多风寒中伤为病；东南之方，地势低下，居处潮湿，气候温暖或炎热，人之腠理常开而少闭，故多湿邪或湿热为病；岭南云贵地区易感山岚瘴气，多发疟疾；远离海洋的某些山区，易导致瘿瘤的发生，即地方性甲状腺肿；异地而居或异地旅游，初期常见水土不服而发生疾病，如腹胀、便秘等。

3. 生活、工作环境

生活居处与工作环境的不同，亦可成为影响疾病发生或诱发的因素。如生活居处潮湿阴暗或空气秽浊，易感寒湿或秽浊之邪；夏月炎热季节，在野外操作，容易中暑；冬月严寒，在野外工作，容易受风寒或冻伤；矿工在石粉迷雾中劳动，易为尘毒伤肺等等。

4. 社会环境因素

疾病的发生也与社会环境密切相关。一般而言，先进的社会组织、社会福利、公共卫生条件较好，能有效地减少疾病的发生。落后的社会组织、福利及卫生条件较差，增加了发病机会。随着工业化社会的发展，工业废气、废液、废渣等多含有害物质，可污染空气、水源、土壤等，对人体造成直接或间接的损伤，如噪音病、放射病、急慢性中毒性疾病。

（二）体质与发病

1. 体质在一定程度上决定人体正气的强弱，从而影响发病

体质强者，正气强盛，抗邪有力，不易感邪而发病；体质弱者，正气不足，抗邪能力低下，易于受邪而患病。

2. 个体的体质特征，往往决定其对某些外邪的易感性及某些疾病的易患倾向

不同的体质类型，体现着阴阳、寒热、虚实的差异，导致个体对某些病邪的易感性和某些疾病的易发性。例如，阳虚体质易感寒邪；阴虚体质易感热邪；小儿脏腑娇嫩，气血未充，易感受外邪或易受饮食之伤；年高之人，精亏气虚，易发生眩晕、心悸、失忆、耳聋、腰痛；肥胖或痰湿内盛之人，易发生中风、胸痹；瘦人或阴虚之人，易发肺痨；胆虚气怯之人，易受惊恐发为心悸、不寐等。

3. 体质决定着某些疾病的证候类型

外邪入侵，其致病性质随体质而化，即感受相同的病邪，因体质不同，而表现出不同的证候。例如，同是感受风寒之邪，阳热体质多从阳化热表现为热证，阴寒体质则易于从阴化寒表现为寒证。

（三）精神状态与发病

人的精神状态可以直接影响脏腑阴阳气血的功能活动，从而影响正气的盛衰。人体情志舒畅，精神愉快，气机通畅，气血调和，脏腑功能协调，则正气旺盛；若精神状态较差，某些不良情志因素就会导致疾病的发生。

情志变化与疾病发生的关系表现为：一是情志刺激可直接发病。强烈或

持久的情志波动和精神刺激，可导致脏腑气血紊乱而产生不同的病变。例如，长期思虑过度、郁怒不解、忧愁悲哀等，可引起胃脘痛、消渴、月经不调或癥积等疾病的发生。二是情志刺激可诱发疾病。例如，胸痹、中风、晕厥等，常可因暴怒或悲伤等诱发。

第二节 基本病机

一、邪正盛衰

概念：邪正盛衰指在疾病过程中，机体正气的抗病能力与致病邪气之间相互斗争所发生的盛衰变化。在疾病的发展变化过程中，正气和邪气的力量总是不断地发生着消长盛衰的变化。一般来说，正气增长而旺盛，则必然促使邪气消退。反之，邪气增长而亢盛，则必然会损耗正气。因此，邪正相争不仅关系着疾病的发生、发展和转归，而且也影响着病证的虚实变化。正盛则邪退，邪盛则正衰。随着邪正的消长进退，疾病反映出两种不同的本质，即虚与实的变化。

（一）邪正盛衰与虚实变化

1. 虚实的病机

（1）实的基本概念

实指邪气盛，是以邪气亢盛为矛盾主要方面的一种病理变化。

临床表现为病理性反应非常剧烈的有余的证候，即所谓的实证。由于外感六淫或痰、食、血、水等引起的内伤病证，一般多见于疾病的初期或中期，病程相对较短。临床上以痰涎壅盛、食积内停，水湿泛滥、瘀血内阻等病变，以及壮热、狂躁、声高气粗、疼痛拒按、二便不通、脉实有力等为特点。

（2）虚的基本概念

虚指正气不足，是以正气虚损为矛盾主要方面的一种病理变化。

临床表现为虚弱、衰退和不足的证候，即所谓的虚证。虚证必有体质素虚，或疾病后期正气不足，或大病久病之后，气血不足，伤阴损阳，导致正气虚弱，正气虽能抗邪，但力量已明显不足，难以出现较剧烈的病理反应，而出现神疲体倦、面色无华、心悸、气短、自汗、盗汗，或五心烦热，或畏寒肢冷、脉虚无力等气血阴阳虚损之证。

2. 虚实变化

（1）虚实转化

虚实转化是实邪久留而损伤正气或正气不足而实邪积聚，导致虚与实之间的相互转换变化，包括由实转虚和因虚致实。

①由实转虚：由实转虚是以邪气盛为主的实性病变，向以正气虚损为主的虚性病变的转化。例如，在外感热病的发展过程中，初期为热邪盛的实热变化，由于热邪伤津，随着病情的发展，后期将会发展为津液不足的虚热病变。

②因虚致实：因虚致实是以正气虚为主的虚性病变，向以邪气亢盛为主的实性病变的转化。正气不足在先，邪实产生在后，此时的实是由于正虚所致，故谓之因虚致实。因虚致实也属于正气不足、邪气亢盛的一种虚实错杂的病理变化。例如，心肺气虚导致的瘀血内停，脾失健运引起的痰饮、水肿等等都属于这种变化。

（2）虚实错杂

在疾病过程中，邪正的消长不仅可以产生单纯的虚或实的病理变化，而且由于失治或误治，以至于病邪久留，损伤正气；或者正气本虚，驱邪无力，而导致水湿、痰饮、瘀血等病理产物在体内停留，特别是在某些长期的、复杂的疾病过程中，往往又多见虚实错杂的病理反应。

①虚中夹实：是正虚为主，兼有实邪结滞的虚实夹杂的病理变化。如脾阳不振之水肿即属于此。脾阳不振，运化无权，皆为虚候；水湿停聚，发为浮肿为实。其病理变化以虚为主，实居其次，与因虚致实的病理变化实质相同。

②实中夹虚：是邪实为主，兼有正气虚衰的虚实夹杂的病理变化。如外感热病在发展过程中，常见实热伤津、气阴两伤之象。因邪热炽盛而见高热、汗出、便秘、舌红、脉数实热证，又兼口干舌燥、口渴引饮、尿短赤及气短喘促、乏力等邪热伤津耗气之征。病本为实为热，气津耗伤源于实热，而属于虚，此为实中夹虚。其病机特点以实为主，虚居其次。

（3）虚实真假

虚实真假是邪气盛极之实而夹假虚之象或正气虚极之虚而夹假实之征的病理变化，包括真虚假实和真实假虚。

①真虚假实：是正气虚极而反见假实之象的病理变化，又称为"至虚有

盛候"。多因正气虚弱，脏腑气血不足，运化无力，有时反而出现类似"实"的表现。例如脾虚病人，一方面可以见到纳呆食少、疲乏无力、舌胖嫩苔润、脉虚无力等正气不足的表现，同时又可以见到腹满、腹胀、腹痛等一些类似实的症状。但是其腹虽满，却有时减轻，不似实证之腹满不减；腹虽胀，但有时和缓，不若实证之常急不缓；腹虽痛，但是喜按，与实证之腹痛拒按不同。

②真实假虚：是邪气盛实而外见假虚之象的病理变化。又称为"大实有羸状"。多因热结肠胃、痰食壅滞、湿热内蕴、大积大聚等，使经络阻滞，气血不能畅达，反而出现一些类似虚的假象。例如热结肠胃，里热炽盛，可见腹满硬痛拒按，潮热、谵语等实热病证，出现腹部胀痛拒按，同时也可出现腹泻，此时的腹泻为热结旁流，是假虚之象。

（二）邪正盛衰与疾病转归

邪正斗争还与疾病的转归有关。在疾病的发生发展过程中，邪正的消长盛衰不是固定不变的。在一般情况下，由于正气不衰，具有抗御病邪的能力，能逐渐战胜病邪，而使疾病得到好转或痊愈。但是在某些情况下，由于正气抗邪的能力低下，或正气未能来复，邪气日益增长，而使疾病日趋恶化，甚至导致死亡的不良结局。因此，疾病的转归实质上取决于邪正的消长盛衰。正盛邪退，疾病趋于好转或痊愈；邪盛正衰，则疾病趋于恶化，甚至导致死亡。在邪正消长盛衰的过程中，若邪正双方的力量对比势均力敌，出现邪正相持或正虚邪恋、邪去而正气不复等情况，常常是许多疾病由急性转为慢性，或留下某些后遗症，或慢性病持久不愈的主要原因之一。

二、阴阳失调

阴阳失调，指在疾病的发生、发展过程中，由于各种致病因素的影响，导致机体的阴阳双方失去相对的平衡协调而出现的阴阳偏盛、偏衰、互损、格拒、亡失等一系列病理变化。其中，阴阳偏盛偏衰是最基本的病理变化，这种变化通过疾病性质的寒热虚实而表现出来。

（一）阴阳偏盛

阴阳偏盛，是人体阴阳双方中的某一方过于亢盛的病理变化，包括阴偏盛和阳偏盛，属"邪气盛则实"的实性病机。"阳胜则阴病，阴胜则阳病"

则指的是阴盛和阳盛的必然发展趋势。

1. 阳偏盛

阳偏盛是阳热偏盛的实热性病理变化。《黄帝内经》称为"阳胜则热"。即阳邪偏盛导致热而且实的病理变化。多由于感受温热阳邪，或感受阴邪而从阳化热，七情内伤，五志过极而化火，或因气滞、血瘀、痰浊、食积等郁而化热、化火所致。病机特点为阳盛而阴未虚的实热证。临床上以热、动、燥为特点，表现为发热、烦躁、舌红苔黄、脉数等症状。

由于阳的一方偏盛会导致阴的一方相对偏衰，所以除上述临床表现外，同时还会出现口渴、小便短少、大便干燥等阳盛伤阴、阴液不足的症状。《黄帝内经》将这种情况称为"阳胜则阴病"。即阳热偏盛导致各种伤津、伤阴的病理变化。"阳胜则阴病"中的"阴病"为阴虚，在病机上必须分清相对不足还是绝对亏虚。邪客于阳而致阳盛，阳盛必损阴，但阴虽亏而尚未达到阴虚的程度，阴仅相对不足，其病机为阳盛而阴未虚。若阴由相对的不足转而成为绝对的虚损，阳盛与阴虚并存，或只有阴虚，则病机便从实热转化为实热兼阴亏或阴虚内热的病理变化。

2. 阴偏盛

阴偏盛是阴寒偏盛的实寒性病理变化。《黄帝内经》称为"阴胜则寒"。即阴邪偏盛导致寒而且实的病理变化。多由感受寒湿阴邪，或过食生冷，寒湿中阻，阳不制阴而致阴寒内盛之故。病机特点为阴盛而阳未虚的实寒证。临床上以寒、静、湿为其特点，表现为形寒、肢冷、喜暖、口淡不渴、苔白、脉紧或迟等症状。

由于阴的一方偏盛，常常耗伤阳气，导致阳的一方偏衰，从而出现恶寒、腹痛、溲清、便溏等症状。《黄帝内经》将这种情况称为"阳胜则阴病"，即阴寒偏胜导致阳气衰微的病理变化。"阴胜则阳病"中的"阳病"则为阳虚。从病机变化来说，阴盛阳虚虽然也可区分为阳的相对不足和绝对的虚损，但是由于阳主动而易耗散，而且阴寒内盛多因素体阳虚、阳不制阴所致。所以在阴偏盛时，多同时伴有程度不同的阳气不足，难以明确区分为相对不足和绝对损伤。

（二）阴阳偏衰

阴阳偏衰，指人体阴阳二气某一方虚衰不足的病理状态，属于"精气夺则虚"的虚性病机。

1. 阳偏衰

阳偏衰，即阳虚，是机体阳气不足的虚寒性病理变化。《黄帝内经》称之为"阳虚则寒"。形成原因多由于先天禀赋不足，或后天饮食失养，或劳倦内伤，或久病损伤阳气所致。病机特点为阳气不足，阳不制阴，阴相对偏盛的虚寒证。临床上一般以脾肾阳虚为主，其中尤以肾阳不足最为重要。因为肾阳为全身阳气的根本，所以肾阳虚衰在阳偏衰的病机中占有极其重要的地位。

临床上可出现面色㿠白、畏寒肢冷、舌淡、脉迟等寒象，同时还有喜静蜷卧、小便清长、下利清谷等虚象。

阳虚则寒与阴盛则寒，两者均可见到寒象，需要加以鉴别，两者在病机和临床表现上是不同的，前者是虚而有寒，后者是以寒为主，虚象不明显。前者发病势缓，无明显受寒原因；后者发病势较急，有明显受寒原因。

阳虚与阴盛的鉴别见表 7-3。

表 7-3　阳虚与阴盛的鉴别

病机名称	病机特点	形成原因	临床表现特点
阳虚	虚寒	素体阳虚	虚而有寒，虚寒并见
阴盛	实寒	感受阴邪	以寒为主，虚象不明显

2. 阴偏衰

阴偏衰，即阴虚，是机体阴液亏损的虚热性病理变化。《黄帝内经》称之为"阴虚则热"。形成原因多由于阳邪伤阴，或因五志过极，化火伤阴，或因久病耗伤阴液所致。病机特点为阴液不足和滋养、宁静功能减退，以及阳气相对偏盛的虚热证。阴虚之证五脏俱有，但一般以肝、肾为主。其中尤以肾阴不足最为重要。肾阴为全身诸阴之本，所以肾阴不足在阴偏衰的病机中占有重要的地位。

阴虚则热的机理是由于阴虚不能制约阳，导致阳相对亢盛，从而形成阴虚内热、阴虚火旺和阴虚阳亢等多种病理变化。临床上以肺肾阴虚、肝肾阴虚为多见，表现为五心烦热、骨蒸潮热、面红、消瘦、盗汗、舌红少苔、脉细数等。

阴虚则热与阳盛则热，两者均可见到热象，需要加以鉴别。两者病机不同，其临床表现也有所区别。前者是虚而有热，后者是以热为主，虚象并不明显。

阴虚与阳盛的鉴别见表7-4。

表7-4 阴虚与阳盛的鉴别

病机名称	含义	病机特点	形成原因	临床表现特点
阴虚	阴液不足	虚热	素体阴虚	虚而有热，虚热并见
阳盛	阳气偏盛	实热	感受阳邪	以热为主，虚象不明显

（三）阴阳互损

阴阳互损是阴或阳任何一方虚损到一定程度，累及另一方使之亦虚损，所导致的阴阳两虚的病理变化。其中，在阴虚的基础上，继而导致阳虚，称为阴损及阳；在阳虚的基础上，继而导致阴虚，称为阳损及阴。无论阴虚或阳虚，多在损及肾脏阴阳及肾本身阴阳失调的情况下，才易于发生阳损及阴或阴损及阳的阴阳互损的病理变化。

1. 阴损及阳

阴损及阳是阴液亏损，继而累及于阳，使阳气虚弱，从而导致以阴虚为主的阴阳两虚的病理变化。其主要特点是：虚寒与虚热并存，但以虚热为主，虚寒居次。如水不涵木证的形成是由于肾阴虚导致肝阴虚，肝阳上亢。如果进一步恶化，损及肾阳，就会出现畏寒、肢冷等虚寒之象。这就意味着疾病发展到了由阴损及阳的变化。

2. 阳损及阴

阳损及阴是阳气虚损，继而累及于阴，使阴液亏损，从而导致以阳虚为主的阴阳两虚的病理变化。其主要特点是：虚寒与虚热并存，但以虚寒为主，虚热居次。如水肿一病，多由于阳气不足，气化失司，水液代谢异常引起。如果病情进一步恶化，就会因为阳虚，阴精无从化生，导致病人出现消瘦、烦躁等阴虚之象。这就意味着疾病发展到了阳损及阴的变化。

（四）阴阳格拒

阴阳格拒是阴或阳的一方偏盛至极而壅遏于内，将相对的一方阻遏于外，所形成的寒热真假的病理变化，包括阴盛格阳和阳盛格阴。形成阴阳格拒的机理，主要是由于某些原因引起阴或阳的一方偏盛至极或一方极度虚弱，因而使盛者壅遏于内，将另一方排斥于外，迫使阴阳之间不相维系所致。阴阳格拒表现为真寒假热或真热假寒等复杂的病理现象。

1. 阴盛格阳

阴盛格阳是阴寒盛极于内，逼阳浮越于外所形成的（内）真寒（外）假热的病理变化，又称为阴极似阳。素体阳虚，或因久病而致阳气虚损，发展至严重阶段，阴盛太过，格阳于外（或格阳于上）是其主要成因。如虚寒性疾病发展到严重阶段，临床上除见四肢厥逆、下利清谷、脉微细欲绝等阴寒过盛之症状外，又可见身反不恶寒（但欲盖衣被）、面颊泛红等假热之象。

阴盛格阳又有格阳和戴阳之分。格阳是内真寒而外假热，阴盛格阳于体表（身反不恶寒）。戴阳是下真寒而上假热，阴盛格阳于头面（面赤如妆）。格阳和戴阳均属真寒假热证，其病机同为阴盛格阳。

2. 阳盛格阴

阳盛格阴是阳热盛极于内，阳气郁闭，逼阴浮越于外所形成的真热假寒的病理变化，又称为阳极似阴。阳热至极，邪气深伏于里，阳气被遏，郁闭于内，不能透达于外是其主要成因。如热性病发展到极期，既有阳热极盛之心胸烦热、胸腹扪之灼热、口干舌燥、舌红等症状，又有阳极似阴的四肢厥冷或微畏寒等。病机的本质属热，而临床症状有某些假寒之象，故又称真热假寒。

（五）阴阳亡失

阴阳亡失是机体的阴液或阳气大量脱失，而致生命垂危的病理变化，包括亡阴和亡阳。

1. 亡阳

亡阳是机体的阳气大量亡失，导致阳气功能突然衰竭、生命垂危的一种病理变化。亡阳多由于邪盛，正不敌邪，阳气突然脱失所致。也可由于素体阳虚、疲劳过度等多种原因，或过用汗法，汗出过多，阳随阴泄，阳气外脱而亡阳。慢性消耗性疾病的亡阳，多由于阳气的严重耗损、虚阳外越所致。临床多见大汗淋漓、汗冷而稀、手足逆冷、精神疲惫、神情淡漠，甚则昏迷、脉微欲绝等一派危象。

2. 亡阴

亡阴是机体的阴液大量亡失，导致阴液功能突然衰竭、生命垂危的一种病理变化。亡阴多由于热邪炽盛，或邪热久留，大量煎灼阴液所致。也可由于大汗、大吐、大下、大失血等，大量耗损阴液而致亡阴。临床多见汗出不止、汗热而黏、精神烦躁或昏迷、渴喜冷饮、四肢温和、身体干瘪、皮肤皱缩、目眶深陷、脉细数无力，或洪大按之无力等一派危象。

亡阴和亡阳，在病机和临床表现等方面虽然有所不同，但由于机体的阴和阳是互根互用的关系，亡阴，则阳无所依附而浮越；亡阳，则阴无以化生而耗竭。故亡阴和亡阳几乎同时发生，最终导致阴阳离决，生命活动终止而死亡。

亡阴亡阳的鉴别见表7-5。

表7-5 亡阴亡阳的鉴别

类型	汗出	精神状态	面色	四肢	呼吸	脉象
亡阴	热而黏	烦躁	潮红	温和	微弱	微欲绝
亡阳	冷而稀	萎靡或昏迷	苍白	逆冷	急促	细数无力

三、精、气、血失常

（一）精的失常

精的失常主要包括精虚和精瘀两方面。

1. 精虚

先天之精和水谷之精是人体之精的来源。肾精虽为脏腑之精之一，但因其藏先天之精，并受后天水谷之精的充养，故为生殖之精和各脏腑之精的根本。因此，精虚主要是指肾精（主要为先天之精）和水谷之精不足，及其功能低下所产生的病理变化。

肾精禀受于父母，来源于先天，赖后天水谷之精的充养而维持其充盛状态。先天禀赋不足，或后天失养，或过劳伤肾，以及脏腑精亏不足等，均能导致肾精不足的病理变化。临床表现为生长发育迟缓、女子不孕、男子精少不育或遗精早泄、精神委顿、耳鸣耳聋，以及体弱多病、未老先衰等。

水谷之精来源于饮食，是脾胃之气化水谷而生的具有丰富营养价值的精微物质。若脾失健运，则可导致水谷之精化生不足，形成水谷精微缺乏的病理变化。临床表现为面色萎黄、肌肉消瘦、便溏、疲倦乏力等。

2. 精瘀

精瘀，指男子精滞，排精障碍而言。若房劳过度，忍精不泄，少年手淫，或惊恐伤肾，或久旷不交，或瘀血、败精，或手术外伤等，均可导致精瘀而排泄不畅。若肾气虚而推动无力，或肝气郁结而疏泄失职，亦可致精泄不畅而瘀。主要临床表现是排精不畅或排精不能，可伴精道疼痛，睾丸、小腹重坠，精索小核硬结如串珠，腰痛，头晕等。治疗应审因论治，或补气，或疏肝，或活血化瘀。

（二）气的失常

气的失常包括气虚和气机失调。

1. 气虚

气虚是真气虚弱而致全身或脏腑功能衰退的病理变化。形成原因，多是先天禀赋不足，或后天失养，或肺、脾、肾功能失调而致气的生成不足；也可因劳伤过度、久病耗伤、年老体弱所致。气虚多见于慢性疾患、老年患者、营养缺乏、疾病恢复期以及体质衰弱等病变。临床表现以少气懒言、疲倦乏力、眩晕、自汗、易感冒、脉细弱无力等症为特点。临床上所见气虚证，多是指脾气虚、肺气虚和脾肺气虚。

由于气与血、津液的关系非常密切，因而在气虚的情况下，必然会影响血和津液的功能，出现血和津液的生成不足、运行迟缓，或无故流失，从而引起血和津液的多种病变。因此，气虚的继发病变很多，包括阳虚、血虚、气滞、血瘀、出血、津亏、水肿、痰饮等病变。

2. 气机失调

气机是指气的运动，以升降出入为基本形式。气机与脏腑功能活动密切相关。气是无形可见的、不断运动的精微物质。气机片刻不能停留，其运动变化是通过脏腑的功能活动体现出来的。如脾升清和胃降浊的升降相因、肾水上升和心火下降的心肾相交、肝从左升和肺从右降的肝左肺右，无不体现气机的运动。因此，气机失常，则能影响脏腑、经络气血阴阳的协调平衡。由于气机无处不有、无处不在，因此气机失调，可涉及全身的多种病变，具体表现为气陷、气滞、气逆、气闭、气脱等几个方面。

（1）气陷

气陷是气之升举无力，应升反降的病理变化。气陷多由气虚进一步发展而来。机体内脏位置的相对恒定，全赖于气的正常升降出入运动。心肺在上，在上者宜升；肝肾在下，在下者宜降；脾胃居中，脾主升为健。由于气生化于脾运化的水谷精微，脾主升，为气血生化之源，所以脾气虚，易导致气陷。脾居于中焦，故气陷常称"中气下陷"。

临床上在气虚而升举力量减弱的情况下，就会引起某些内脏的下垂，如胃下垂、肾下垂、子宫脱垂、脱肛等，还可伴见腰腹胀满重坠、便意频频，以及短气乏力、语声低微、脉弱无力等症。

（2）气脱

气脱是气虚至极无以固摄，真气外泄的病理变化。其形成多由于正不敌邪，或正气的持续衰弱，以致气不内守而外脱，或因为大出血、大汗、大下等原因导致气随血脱或气随津脱，从而出现脏器功能衰竭的病理状态。气脱实际是由于体内气血津液严重损耗，以致脏腑生理功能极度衰退，真气外泄而陷于脱绝危亡之境，是各种虚脱病变的主要病机。

气脱有虚脱、暴脱之分。精气逐渐消耗，引起脏腑功能极度衰竭者，为虚脱；精气骤然消耗殆尽，引起阴竭阳亡者，为暴脱。

（3）气滞

气滞是气机运行阻滞所导致的病理变化。其形成主要是由于情志内郁，或痰、湿、食积、瘀血等阻滞，以及外伤侵袭、用力努伤、跌仆闪挫等，使气机阻滞而不畅，从而导致某些脏腑、经络的功能失调或障碍所致。在临床上，气滞于某一局部，可以出现闷、胀、疼痛。由于脏腑中，脾升胃降、脾胃为气机升降的枢纽，肝主升，肺主降，肝肺两脏是调节气机的主要脏器，所以常见的脏腑气滞有肺气壅滞、肝郁气滞或脾胃气滞等。

气滞可以引起血瘀、津停，形成瘀血、痰饮、水肿等病理变化。一般而言，气滞多为实证，但也有因虚而气滞者。如脾胃运化无力，可致中气郁滞；肝疏泄不及，可致肝气郁滞等。

（4）气逆

气逆是气机升之太过或降之不及而逆乱于上的病理变化，多由情志所伤，或因饮食寒温不适，或因痰浊壅阻等所致。脏腑中，肺为华盖，肺气宜降，肺气逆，则肺失肃降，发为咳逆上气。胃居中焦，降则和。胃气上逆，则失其和降，发为恶心、呕吐、嗳气、呃逆。肝主升发，肝气逆，升发太过，则发为头胀痛，面红目赤而易怒。肝又藏血，肝气逆，则血随气涌，或为咯血、呕血、吐血，或壅遏清窍而致昏厥。因此气逆常见于肺、胃和肝等脏腑。

一般而言，气逆于上，以实为主，但也有因虚而致气逆者。如肺虚而失肃降，或肾不纳气，均可导致肺气上逆；胃虚失降也能导致胃气上逆等，属因虚而气逆。

（5）气闭

气闭指气机闭塞。气闭是真气外出受阻，而致脏腑功能异常的病理变化。气闭多由污秽之邪外阻，或因气郁之极，甚至气的外出受阻，从而出现突然闭厥的病理变化。心主神明，心气内闭，则神昏痉厥，一般所说的闭证，主要是指心气内闭而言。此外，湿热、痰浊等邪毒深陷于某一脏腑，或郁闭于经络，以致某一窍隧失其通顺之常所致的病变，亦属于气闭的范畴。如肺主呼吸，肺气闭，则胸闷、疼痛，喘气憋闷；膀胱主贮尿排尿，膀胱气闭，则小便不通；大肠主传导糟粕，大肠气闭，则大便秘结。其中以心闭神昏最为严重。

（三）血的失常

血的异常是血液生成不足，或耗损太过，以及血液濡养功能减退而致的血虚；血热所导致的血行加速；血寒而导致的血行迟缓、进而血瘀等病理变化，包括血虚、血瘀、血热、血寒和出血等。

1. 血虚

血虚是血液亏虚，功能减退，脏腑经络失养所导致的病理变化。形成血虚的原因有：

①失血过多：如吐血、衄血、月经过多、外伤出血等，使体内血液大量丢失，而新血又不能及时生成，加以补充。

②血液生化不足：脾胃为气血生化之源，脾胃虚弱，水谷精微化源不足，营气和津液化生不足；或肾精亏损，骨枯髓减导致生成血液的物质减少，或参与血液生化的心、肺、肝气化功能减退，则化生血液的动力不足。

③慢性病的经久不愈，持续消耗，或思虑劳神过度等，导致营血暗耗。

④瘀血阻滞、新血不生等，最终导致全身血虚。

血虚状态下，机体会出现局部或全身的功能低下、营养不足之象。临床表现为眩晕，面色不华，唇、舌、爪甲淡白无华等特征性症状。血虚多与心、肝、脾、肾等脏功能失调有关，尤其是与心、肝两脏关系密切。

2. 血瘀

血瘀是血液运行迟缓、凝聚而停滞的病理变化。气滞而致血行受阻；或气虚而血运迟缓；或痰浊阻于脉络；或寒邪入血，血寒而凝；或邪热入血，煎熬血液，导致血液黏稠；或热邪灼伤脉络，离经之血，不能消散；或跌闪外伤等，这些均可形成血瘀。瘀血是血瘀的病理产物，瘀血形成之后，可阻于脉络，成为血瘀的一种原因。

血瘀的病机主要是血行不畅。临床表现为疼痛多为刺痛、部位固定、夜间加重、得寒温而不减，甚则可在内脏形成肿块（称之为癥积）。同时，可伴见面目黧黑、肌肤甲错、唇舌紫暗以及瘀斑、红缕等血行迟缓和血液瘀滞的现象。

3. 血热

血热是热入血分，血液妄行所导致的病理变化。血热多由外感热邪侵袭机体，或外感寒邪入里化热，伤及血分，以及情志郁结，郁久化火，火热内生，伤及血分所致。血液属于液体，具有得温则行、得寒则凝的特点，故血热的病理变化，除有热象外，还同时伴有耗血、动血、扰神及伤阴等表现。

4. 血寒

血寒是寒入血分，血液凝滞所导致的病理变化。血寒多因寒邪侵袭或阳虚内寒所致，以肢体、手足麻木冷痛，心腹冷痛，得温则减，女子月经不调等为病变特征。

5. 出血

出血是血液妄行于脉外的病理变化。出血的原因很多，主要由于火气上逆，或热邪迫血妄行，或阴虚火旺、灼伤络脉，或气虚不能摄血，或瘀血停滞，或外伤损伤脉络等，使血液不能正常循行而溢于脉外所致。由于出血部位、原因以及出血量之多少和出血颜色之深浅的不同，可表现出不同的病理现象。出血来自气虚者，可见气短乏力、少气赖言、血色淡之症；来自血瘀者，可见出血颜色暗、有血块；来自血热者，可见出血量多、色鲜红；来自外伤者，可见有外伤史等等。

（四）精、气、血关系失常

1. 精与气血关系的失调

精与气血关系的失调表现为精气两虚、精血不足、气滞精瘀和血瘀精阻。

（1）精气两虚

精可化气，气聚为精，精气并虚或精伤及气、气伤及精，均可见精气两虚的证候。元气的生成以肾藏精为基础，故本病机最具有代表性的是肾的精气亏虚。临床特征为人体生长、发育迟缓，生殖功能障碍以及早衰等。

（2）精血不足

肾藏精，肝藏血。肾与肝，精血同源，故肝肾精血不足较为常见。肝病及肾、肾病及肝皆可形成肝肾精血不足的病机，临床可见面色无华、眩晕、耳鸣、健忘、毛发稀疏脱落、腰膝酸软；男子精少、不育；女子月经失调、闭经、不孕等。

（3）气滞精瘀和血瘀精阻

气机失调，疏泄失司及瘀血内阻，皆可致精道瘀阻而形成气滞精瘀或血瘀精阻的病机变化，二者互为因果，同时并存。临床上除有一般精瘀症状外，前者多见情志异常，阴部胀痛重坠明显；后者可见血精，阴部小核硬节等瘀血表现。

2. 气与血关系的失调

气与血关系的失调表现为气滞血瘀、气虚血瘀、气不摄血、气随血脱和气血两虚。

（1）气滞血瘀

气滞血瘀是气机运行阻滞，以致血液运行障碍，而气滞与血瘀并存的病理变化。气滞和血瘀常同时存在。其既可以由于气的运行不畅，导致血运的障碍，而形成气滞血瘀，也可以由于各种外伤等而致气滞和血瘀同时并存。肝主疏泄，在调节气机中起着主要的作用，而且肝主升发，喜舒畅条达，在疾病过程中，最容易出现气机阻滞，故气滞血瘀多与肝的生理功能异常密切相关。心主血脉而推动血液运行，心的功能失调，则多先发生血瘀而后导致气滞。在临床上，气滞血瘀多见胀满疼痛、瘀斑及积聚癥瘕等症。

（2）气虚血瘀

气虚血瘀是气虚而行血无力，导致血行瘀滞，气虚与血瘀并存的病理变化。气能行血，气虚则运血无力而致血瘀。气虚轻者，尚能推动血行，但是血行迟缓，运行无力；气虚重者，在人体某些部位，因气虚较甚，经脉之血瘀阻，肢体失于气血之养，可出现瘫软不用，甚至萎缩，或肌肤干燥、瘙痒、欠温，或肌肤甲错等气血不荣经脉的表现。心主血脉，心行血，肺主气，司呼吸，朝百脉，助心行血，因此气虚血瘀与心肺的功能失常密切相关。

（3）气不摄血

气不摄血是气虚固摄无力，统摄血液功能减退，以致血液溢出脉外而出血的病理变化。脾主运化，为气血生化之源。脾气健运，则化源充足，统血有力。若脾虚运化无力，即中气不足，气虚下陷可导致血从下溢，可见崩漏、便血、尿血等病证。故气不摄血多与脾的功能失常密切相关。

（4）气随血脱

气随血脱是大量出血的同时，气随血液的突然流失而脱散，导致气血并脱的病理变化。血能载气，大量失血导致血脱时，则气失去依附，随血散脱而亡失。故气随血脱常由外伤失血或妇女崩漏、产后大出血等所致。

（5）气血两虚

气血两虚是气虚和血虚并存，机体失养，功能减退的病理变化。多因久病消耗、气血两伤所致，或先有失血，气随血耗；或先因气虚，血的生化无源，出现面色淡白或萎黄、气短乏力、形体瘦弱、心悸失眠、肌肤干燥、肢体麻木等气血不足之症。脾主运化，为气血生化之源，心主血脉而生血，故气血两虚多与心脾两脏的关系失调有关。

四、津液代谢失常

津液代谢，包括津液的生成、输布和排泄，其依赖肺、脾、肾等多个脏腑的功能活动。津液的生成离不开脾胃的运化；津液的输布和排泄离不开脾的散精、肺的宣肃、肝的疏泄、肾和膀胱的蒸腾和气化，以及三焦的通调水道作用。这些脏腑的共同调节，维持着津液的代谢平衡。同时各个脏腑的功能活动又受气的调节。因此，气的升降出入运动失去平衡，气化功能失常，或是肺、脾、肾等有关脏腑的功能失常，都能导致津液的输布失常、津液的生成和排泄之间失去平衡，从而出现津液的生成不足、耗散和排泄过多，以致体内津液不足；或是输布失常、排泄障碍，以致津液在体内的输布障碍，形成水液潴留等病理变化。

（一）津液不足

津液不足是津液在数量上的亏少，进而导致内则脏腑，外则孔窍、皮毛失其滋养濡润作用，因之产生一系列干燥失润的病理变化。津液不足多由燥热之邪，或五志之火，或汗、吐、下、失血、发热、烧伤，或过用、误用伤津之剂等引起津液耗伤所致。津和液在性状、分布部位、生理功能等方面均有所不同，因而津液不足的病机和临床表现也存在着一定的差异。津液不足的病理变化，由于津液亏损程度的不同而有伤津和脱液（伤阴）之分。

1. 伤津

伤津是津液耗伤所致病理变化的总称。例如，炎夏的多汗，高热时的口渴引饮，气候干燥季节常见的口、鼻、皮肤干燥，剧烈吐泻，多尿时所出现的目陷，甚则转筋等，均属于以伤津为主的临床表现。

2. 脱液

脱液是人体阴液极度亏损而致形体羸瘦，脏腑生理功能衰微，甚则生命垂危的病理变化。热病后期或久病伤阴后所见到的舌光红无苔或少苔，唇舌干燥而不引饮，形瘦肉脱，皮肤、毛发枯槁，甚则手足震颤、蠕动等，均属于脱液的临床表现。

津液不足的病变，虽可以分为伤津和脱液，且在病机和临床表现方面有所不同，但津液本为一体，两者相互为用，病理上互相影响。伤津乃脱液之渐，脱液乃津枯之甚。

（二）津液的输布和排泄障碍

津液的输布和排泄是津液代谢中的两个重要环节。津液的输布和排泄功能障碍虽然各有不同，但其结果都能导致津液在体内不正常的停滞，成为内生水湿、痰饮等病理产物的根本原因。

形成津液输布障碍的原因很多，涉及肺、脾、肝、三焦等多个脏器。其中最主要的是脾的运化障碍。具体为肺失宣肃，则痰贮于肺；脾失健运，则痰饮、水湿停留于体内；肝失疏泄，气停则水停；三焦水道不通，则津液的输布和排泄都会出现异常。

津液的排泄形式主要为汗和尿，其中汗的排泄主要靠肺的宣发功能，尿的排泄主要靠肾和膀胱的气化作用。因此，无论肺的宣发功能，还是肾的气化功能失常都可以引起水液在体内潴留，形成水肿。其中肾的蒸腾气化发挥着主宰作用。因为在生理上肺的功能受肾的调节，病理上当肺的宣发失常，在汗液排泄障碍的情况下，津液仍可以化为尿液而排出体外。

津液的输布障碍和排泄障碍二者虽然有别，但亦常相互影响和互为因果，其结果则导致内生水湿，酿成痰饮，引起多种病变。

1. 湿浊困阻

多由脾虚运化水液功能减退，津液不能输布而产生。临床上可见胸闷呕恶、脘腹痞满、头身困重、口腻不渴、腹泻便溏、面黄、肤肿或痹证等症。

2. 痰饮凝聚

痰与饮都是脏腑功能失调，津液代谢障碍，以致水湿停聚而形成的病理产物，又是多种疾患的致病因素。水聚则成饮，饮凝则成痰，痰饮凝聚可形成多种痰证或饮证。作为继发性致病因素，病位广泛，病证复杂。

3. 水液潴留

多由肺、脾、肾等脏腑功能失调，水液代谢障碍，潴留体内，发为水肿。水液泛溢肌肤，则头面、眼睑、四肢浮肿，甚则全身水肿。若水液潴留腹腔，则腹肿胀大，发为腹水。

第三节　内生五邪

1. 内生五邪的概念

内生五邪是疾病过程中，机体自身由于脏腑功能异常而导致化风、化火、化寒、化燥、化湿的病理变化。

2. 内生五邪与外感六淫的区别

内生五邪与外感六淫是有区别的，外感六淫为自然界中的风、寒、暑、湿、燥、火六种外感病邪，内生五邪并不是致病因素，而是由于体内的气血津液、脏腑等生理功能失调所引起的综合性病理变化。在内伤疾病中，由于脏腑功能异常而引起的类似外六淫所致的病理变化，通常归咎于"内六淫"，其中，内生火热的性质及其致病特点与外六淫之暑邪相似，暑邪纯属外邪，而无"内暑"之说，所以内生五邪包括内风、内寒、内湿、内燥和内火。

一、肝风内动

内风与外风相对，是脏腑气血失调，体内阳气亢逆而致风动之证的病理变化，包括热极生风、肝阳化风、阴虚风动、血虚生风等。因其病变似外感六淫中风邪的急骤、动摇和多变之行，故名为内风，又由于"内风"与肝的关系较为密切，故称肝风内动，简称肝风。

（一）热极生风

热极生风是邪热炽盛，伤及营血，燔灼肝经，筋脉失养而动风的病理变化。其病为实。火郁炽于内，热极而生风，临床可见高热、神昏、抽搐、痉厥、颈项强直、角弓反张、目睛上吊等。

（二）肝阳化风

肝阳化风是肝肾阴亏，阴不制阳，肝阳亢逆无制而动风的病理变化。临床可见筋惕肉瞤，肢麻震颤，眩晕欲仆，或口眼㖞斜，或半身不遂，甚则血随气逆而猝然仆倒，或为闭厥，或为脱厥。

（三）阴虚风动

阴虚风动是阴液枯竭，筋脉失养而动风的病理变化。临床可见筋挛肉瞤，手足蠕动，甚或瘛疭等动风之症，以及五心烦热、神倦形消、阴精亏损之候。阴虚风动在病机和临床表现等方面与肝阳化风、热极生风是有区别的。

（四）血虚生风

血虚生风是血液虚少，筋脉失养而动风的病理变化。多由于生血不足或失血过多，或久病耗伤营血，肝血不足，筋脉失养，血不荣络，则虚风内动。多见于温热病末期，以及失血、贫血疾患之中。临床可见肢体麻木不仁、筋肉跳动，甚则手足拘挛不伸等症以及阴血亏虚之候。

外风与内风的鉴别见表7-6。

表7-6 外风与内风的鉴别

类别		病因病机	临床表现
外风		外感风邪，肺卫失宣	发热恶风、汗出、脉浮缓
内风	肝	热极生风	高热、抽搐、甚至颈项强直、角弓反张
	风	肝阳化风	眩晕、震颤、甚至昏倒、半身不遂
	内	阴虚风动	筋挛肉瞤、手足蠕动，伴有阴虚证
	动	血虚生风	眩晕、震颤、肢体麻木，伴有血虚证

二、寒从中生

寒从中生与外寒相对，是脏腑阳气虚衰、温煦气化功能减退而致虚寒内生或寒邪偏盛的病理变化。

内寒的形成多因阳气亏虚，阴寒内盛，机体失于温煦而成。内寒多责之于心、肺、脾、肾，且与脾、肾关系密切。脾为后天之本，气血生化之源，脾阳能达于肌肉四肢。肾阳为人身阳气之根，能温煦全身脏腑组织。脾肾阳气虚衰，则温煦失职，最易表现虚寒之象，而尤以肾阳虚衰为著。故《素问·至真要大论》说："诸寒收引，皆属于肾。"

临床主要表现为温煦失职，虚寒内生，呈现面色苍白、形寒肢冷等阳热不足之象；或因寒性凝滞，其性收引，使筋脉收缩，血行迟滞，而现筋脉拘挛、肢节痹痛等。另外，阳气不足，气化功能减退或失司，水液不得温化，而导致阴寒性病理产物的积聚或停滞，如水湿、痰饮之类。临床多见小便清长，涕唾痰涎清冷，或腹泻，或水肿等，此多由阳气不足、蒸腾气化无权、津液不能化气所致。

此外，不同脏腑的内寒病变，其临床表现也各不相同。如肾阳虚则腰膝冷痛，如坐水中，下利清谷，小便清长，男子阳痿，女子宫寒不孕；脾阳虚则便溏泄泻；心阳虚则心胸憋闷或刺痛，面色、唇色青紫。

外寒与内寒的鉴别见表7-7。

表7-7　外寒与内寒的鉴别

类别		病因病机	临床表现
外寒	伤寒	外感寒邪，卫阳被束	恶寒发热、无汗、头身疼痛、骨节疼痛、脉浮紧张
	中寒	寒邪直中，脾胃受伤	脘腹冷痛、呕吐、饮食减少、腹痛腹泻，常伴恶寒、头身疼痛
内寒		阳气不足，虚寒内生	形寒肢冷、四肢不温或逆冷、呕吐清水、下利清谷、小便清长

三、湿浊内生

内湿与外湿相对，是肺、脾、肾等脏腑调节水液代谢功能失调，导致津液输布、排泄障碍而水湿痰浊停聚的病理变化。内湿为水液代谢失调的病理产物，虽与肺、脾、肾等功能失调有密切关系，但与脾的关系最为密切，故又称为脾虚生湿。

内湿的产生多因素体肥胖，痰湿过盛，或因恣食生冷，过食肥甘，内伤脾胃，导致脾失健运，不能为胃行其津液。脾不运湿，水液不化，聚而成湿，停而为痰，留而为饮，积而成水。因此，脾的运化失职是湿浊内生的关键。故《素问·至真要大论》说："诸湿肿满，皆属于脾。"

肾为先天之本，肾阳为一身阳气之根。脾阳根于肾阳。肾主水液，肾阳不足，气化失司，则水停湿聚，使脾阳益虚。脾肾阳虚，则水湿内聚。因此，内湿不仅是脾阳虚津液不化而形成的病理产物，且与肾有密切关系。

湿性重着黏滞，多易阻遏气机，故其临床表现常可随湿邪阻滞部位的不同而各异。如湿犯上焦，则胸闷咳嗽，头重如裹；湿在中焦，则脘腹胀满，食欲不振，口腻或口甜，舌苔厚腻；湿滞下焦，则腹胀便溏，小便不利；水湿犯于肌肤，则出现水肿。湿浊虽可阻滞机体上、中、下三焦的任何部位，但以湿阻中焦脾胃为主，因此脾虚湿困常是必见之证。

外湿与内湿的鉴别见表7-8。

表7-8 外湿与内湿的鉴别

类别	病因病机	临床表现
外湿	湿伤肌表、关节等部位	恶风寒、发热、头身困重、四肢酸楚、关节沉重、疼痛、屈伸不利
内湿	脾失健运水湿停聚	纳少纳呆、胸闷呕恶、脘腹痞满、头身困重、腹泻、小便浑浊、带下、水肿

四、津伤化燥

内燥与外燥相对，是体内津液耗伤而干燥少津的病理变化。多因久病伤阴耗液或大汗、大吐、大下，或亡血失精导致阴亏液少，以及某些热性病过程中的热邪伤阴或湿邪化燥等所致。由于津液亏少，不能内濡脏腑，外润肌肤，于是燥热由内而生，故临床多见干燥不润等病变。所以《素问·阴阳应象大论》说："燥胜则干。"

内燥病变以肺、胃、肾及大肠为多见。肺为燥金之脏，主气，司全身精血津液的输布。肺气虚弱，则水精不能四布而化燥，其病属虚。大肠为燥金之腑，主津，故肠胃燥热，灼伤津液，亦常致燥，多属于实。肾总司一身的气化活动，若肾的气化失常，津液不布也可以导致内燥。故内燥起于肺、胃、肾。其中，尤以肾为最。

一般来说，阴津亏损可产生内燥，实热病变也可以导致燥热内生。内燥病变，临床多见津液枯涸和阴虚内热之证，共同的表现为肌肤干燥无光泽，甚至皲裂，口干咽燥唇焦，舌上无津，甚至光红龟裂、鼻干目涩、爪甲脆折、大便燥结、小便短赤等燥热之象。内燥病变因脏腑部位不同，症状表现不一。肺燥则干咳无痰，甚至咯血；胃燥则干呕，舌光红无苔；肠燥则便秘。

总之，"干"是内燥的特点，在上焦则干咳、咽干口燥；在中焦则烦渴、干呕；在下焦则便秘、经闭。部位不同，表现各异。故刘河间《素问玄机原病式·六气为病》说："诸涩枯涸，干劲皴揭，皆属于燥。"

外燥与内燥的鉴别见表7-9。

表7-9 外燥与内燥的鉴别

类型	病因病机	临床表现
外燥	外感燥邪 肺卫失宣	恶寒发热、头痛、脉浮、口干咽燥、干咳少痰 痰黏、小便短少、大便干燥
内燥	津液亏损 精血不足	消瘦、皮肤干枯、口渴、干呕、便结、经闭、痿厥

五、火热内生

内火与外火相对，是脏腑阴阳气血功能失调，而致火热内扰的病理变化。火与热同类，均属于阳，故有"火为热之极，热为火之渐"之说。因此，火与热在病机上、临床表现上基本是一致的，唯程度上有差别。但是火热内生却有虚实之分，其病机主要有以下几个方面。

（一）阳气过盛化火

人身之阳气，在正常情况下有养神柔筋、温煦脏腑组织的作用，为生理之火，中医称之为"少火"。但是在病理情况下，若阳气过亢，功能亢奋，必然使物质的消耗增加，以致伤阴耗液。此种病理性的阳气过亢称为"壮火"，中医学又称为"气有余便是火"。

（二）邪郁化火

邪郁化火是指风、寒、暑、湿、燥、火等六淫病邪，以及痰浊、瘀血、食积、虫积等体内的病理性代谢产物，皆能郁滞从阳而化热化火。邪郁化火的主要机理，实质上也是由于这些因素导致机体阳气郁滞，气郁则生热化火。

（三）五志过极化火

五志过极化火是怒、喜、思、悲、恐五种情志过极，郁久化生火热的病理变化。多指由于精神情志的刺激，影响了机体阴阳、气血和脏腑的生理平衡，造成气机郁结。气郁日久则从阳而化热，因之火热内生，肝郁气滞，气郁化火，发为"肝火"。

（四）阴虚火旺

阴虚火旺属虚火，多由精亏血少，阴液大伤，阴虚阳亢而致。一般来说，阴虚内热多见全身性的虚热征象，而阴虚火旺，临床所见的火热征象往往较集中于机体的某一部位。如阴虚而引起的牙痛、咽痛、口干唇燥、骨蒸潮热、颧红等均为虚火上炎所致。

外火与内火的鉴别见表7-10。

表7-10　外火与内火的鉴别

类型		病因病机	临床表现
外火		外感风热火邪或五气化火	初期常有恶寒发热，继则壮热、心烦、口渴、脉洪数，常生风动血
内火	实火	内伤导致脏腑阳气偏亢	心、肺、肝、胆、胃的实热证，口渴、便结、尿赤、舌老红、脉数有力
	虚火	阴虚生内热	五心烦热、潮热、盗汗、舌嫩红、少苔、脉细数

附：气血津液失调与损美性皮肤疾病

中医理论认为，气血是构成人体和维持人体生命活动的基本物质。人的体表肌肤的润泽美容，均依赖气血津液的滋润濡养。当人体气血津液失调时，可导致人的体表失去濡养，造成影响人美观的损美性皮肤疾病。

1. 气滞与损美性皮肤疾病

气滞常由情志不畅、饮食失调等因素所导致，其中情志不畅是引起气滞进而引起一系列损美性皮肤改变的最主要原因。临床可见皮肤出现疼痛、肿胀、斑块等，肤色正常或呈淡白色，常见有白驳风、颜面色斑、疮疣等。

2. 气虚与损美性皮肤疾病

气虚一般多见于脏腑功能衰退而致的慢性疾病患者，临床可见倦怠乏力、精神萎靡不振、少气懒言、自汗；肤色大多表现为淡白无华，皮损处红肿不明显，多为平坦或低于皮肤面，或呈萎缩性瘢痕，一般无痒感，分布稀疏。此外，由于影响的脏腑功能不同，气虚表现的症状也不同，如肾气虚可出现脱发、先天性皮肤疾病等。

3. 血虚与损美性皮肤疾病

血虚一般由久病不愈、先天禀赋不足或血液化生不足所导致。临床常表现为面色淡白无华或萎黄，唇色淡白，皮肤干燥、瘙痒，或肌肤甲错，心悸失眠，月经量少，舌淡，脉细弱等。

4. 血瘀与损美性皮肤疾病

血瘀常由寒凝气滞、气虚、津亏等导致血行不畅或停滞不行。临床常表现为面色晦暗，口唇爪甲青紫，皮肤干燥粗糙、瘙痒，肌肤甲错，舌下有瘀点等。血瘀引起的损美性皮肤疾病常见的有荨麻疹、皮肤瘙痒症、色素沉着等。

5. 血热与损美性皮肤疾病

血热多是由于五志过极化火、嗜酒无度、房劳过度等引起。临床多见面红目赤，肤色发红，皮肤斑疹，舌红苔黄，脉数等。

6. 痰饮与损美性皮肤疾病

痰饮是水液代谢障碍形成的病理产物，多由于七情内伤、饮食不节、外感六淫等因素引起。痰饮形成后，随气的升降流行，滞留于机体的不同部位而形成各种损美性的皮肤疾病。

痰饮所致的损美性皮肤疾病常见有两种情况：一是痰滞经络，在皮下形成结节，或硬或软，伴有不同程度的疼痛，常见的损美性皮肤疾病有脂肪瘤等。二是痰饮犯溢肌肤，在禀赋不耐者的颈侧、肘部及腋窝等处出现局限性的红斑、丘疱疹、渗液、脱屑、瘙痒等，如异位性皮炎等。

【思考题】

1. 如何理解正气和邪气在发病中的作用。
2. 阴阳偏盛病机的概念、病机特点、形成原因及病理表现。
3. 阴阳偏衰病机的概念、病机特点、形成原因及其临床表现。
4. 阴盛与阳虚、阳盛与阴虚的鉴别。
5. 气失调的病机种类、各类病机的概念、形成原因及临床表现。
6. 血失调的病机种类、各类病机的概念、形成原因及临床表现。
7. 内风的概念、病理变化及与外风的鉴别。
8. 内寒的概念、病理变化及与外寒的鉴别。
9. 内湿的概念、病理变化及与外湿的鉴别。
10. 内燥的概念、病理变化及与外燥的鉴别。
11. 内火的概念、病理变化及与外火的鉴别。

第八章 防治原则

【知识目标】

1. 掌握预防的基本概念和基本原则。

2. 掌握治则的概念、治病求本的概念，以及正治反治、治标治本、扶正祛邪、调整阴阳和三因制宜等治疗原则。

3. 熟悉"治未病（预防）"的概念和意义。

4. 了解调整正气的方法。

【能力目标】

掌握治则、治法以及临床应用。

预防是采取各种防护措施，避免疾病的发生与发展。治则是对临床具体的立法、处方、用药等具有普遍的指导意义，在治疗疾病时必须遵循的基本原则。

第一节 预 防

预防是指采取一定的措施，防止疾病的发生与发展。

"治未病"是中医学的预防思想。中医学历来非常重视预防，早在《黄帝内经》中就提出了"治未病"的预防思想，强调"防患于未然"。《素问·四气调神大论》说："圣人不治已病治未病，不治已乱治未乱……夫病已成而后药之，乱已成而后治之，譬犹渴而穿井，斗而铸锥，不亦晚乎。"文中指出了"治未病"的重要意义。

中医学的预防思想，包括未病先防和既病防变两个方面。

一、未病先防

概念：未病先防是在疾病未发生之前，采取各种预防措施，增强机体的正气，消除有害因素的侵袭，以防止疾病的发生。

疾病的发生取决于邪气和正气两个方面。正气不足是疾病发生的内在原因和根据，而致病邪气是疾病发生的重要条件，因此未病先防应注重邪正双方的盛衰变化。

（一）养生以增强正气

正气的强弱与抗病能力密切相关。正气充足，精气血阴阳旺盛，脏腑功能健全，则机体抗病力强；正气不足，精气血阴阳亏少，脏腑功能低下，则机体抗病力弱。所以调养正气是提高机体抗病能力的关键。调养正气涉及调摄精神、加强锻炼、饮食起居、药物预防及人工免疫等。

1. 养性调神

中医学认为，精神情志活动与人体的脏腑生理功能、气血阴阳等有着密切的关系。突然、强烈或持久、反复的精神刺激，可导致人体脏腑气机逆乱，气血阴阳失调而发病。在疾病过程中，剧烈的情志波动可使疾病恶化；心情舒畅、精神愉快，则有利于疾病的好转或恢复。

注意调摄精神，一是要尽量避免外界环境对人体的不良刺激。二是要做到心情舒畅，精神安定清静。修德养性，不贪欲妄想，喜怒而不妄发，保持良好、积极的心理状态。

2. 形体锻炼

经常锻炼身体，能促进人体气机调畅，血脉流通，关节流利，以增强体质，从而减少或防止疾病的产生。传统养生学创造了形式多样的运动健身方法，比如五禽戏、太极拳、八段锦、易筋经等，其运动基本原则是形神兼养，协调统一；循序渐进，有张有弛；经常运动，贵在坚持。这样不仅能增强体质，提高健康水平，而且对一些慢性疾病也有一定的治疗作用。

3. 起居有常

生活要有一定的规律性，才能保持身体健康，精力充沛，延年益寿。在饮食方面，要注意饥饱适宜，切忌偏嗜，控制肥甘厚味的摄入，以免损伤脾胃，使气血生化乏源，抗病能力下降。在起居方面，要适应四季气候的变化来安排作息时间，培养有规律的起居习惯，提高机体对自然环境的适应能力。在劳逸方面，要注意适当的劳作和体育锻炼，以助于气血流通；适当的休息，则有利于消除疲劳，恢复体力和脑力。只有劳逸得当，才能对身体健康有益。

4. 药物、推拿、针灸调养

药物预防是服用一些中草药以扶助正气，调和人体阴阳，从而达到健身防病的目的。比如对体弱多病者，应根据患者的体质选用具有补气、补血、补阴、补阳作用的中药，但需要长期服用才能见效。此外，近年来运用中草药预防疾病也具有良好的效果，如用贯众、板蓝根、大青叶预防流感，用马齿苋预防痢疾，用茵陈蒿、栀子预防肝炎等。

推拿是通过各种手法，作用于体表的特定部位，以调节机体生理病理状况，达到保健强身的一种方法。

针灸包括针法和灸法，通过针刺或艾灸的方法对穴位的特异刺激作用，使人体气血阴阳得到调整而恢复平衡，从而发挥其保健及防病的作用。

（二）防止邪气侵害

邪气是导致人体疾病发生的重要条件，所以"未病先防"除了调养正气、提高抗病能力之外，还要采取一定的措施，避免病邪的侵害。比如使用药物消灭病邪，包括燃烧烟熏法、浴敷涂擦法、药囊佩带法等；讲究卫生，做到居处干净清洁，空气流通，防止水源和食物的污染；在日常生活和劳动中，还应注意避免跌仆损伤、虫兽咬伤等各种外伤。

二、既病防变

概念："既病防变"是指疾病发生的初始阶段，应力求做到早期诊断，早期治疗，以防止疾病的发展和传变。

（一）早期诊治

疾病的发展和演变往往有一个过程，即由表入里，由浅入深，逐步加重。在疾病初期，邪气侵犯的部位较表浅，对正气的损伤也不严重，病情较轻，此时机体的抗邪、抗损伤及康复的能力也较强，故治疗容易，且疗效明显。若未及时诊治，病邪就可能继续深入，病情由轻变重，日趋复杂，甚至可累及脏腑，故治疗也更加困难。因此，在防治疾病的过程中，要掌握疾病的发生发展及演变规律，做到早期诊断，有效治疗，防止疾病的传变。

（二）防止传变

人体是一个有机的整体，脏腑之间在功能上相互协调配合，在病理上也互相影响，互相传变。在临床诊治疾病中，应了解疾病的发展趋势，注意其传变规律，要做到"先安未受邪之地"。对有可能被累及、侵犯的地方，要及时地给予相应的预防措施，以截断病邪蔓延的途径。比如，治疗肝病时，常配用调理脾胃的药物，防止肝病传之于脾，这就是既病防变的具体应用。

第二节 治 则

概念：治则是治疗疾病时必须遵循的基本原则，是在整体观念和辨证论治精神指导下而制定的治疗疾病的准绳，对临床立法、处方等具有普遍的指导意义。

治疗原则和治疗方法同属于中医学的治疗思想，但二者之间既有联系，又有区别。治则是以四诊收集的客观资料为依据，通过辨证，对疾病进行全面的分析与比较、判断，从而确立治疗疾病时所必须遵循的基本原则。例如虚证用补法扶正、实证用泻法祛邪，扶正和祛邪即是治则之一。治疗方法是在治疗原则的指导下，针对具体的病证采用的直接而有针对性的治疗方法与手段，是治则的具体实施和体现。如在扶正的治则下，有滋阴、补阳、补气、补血等不同治法；在祛邪的治则下，有发汗、清热、泻下等不同治法。

"治病求本"是指治疗疾病必须探究疾病的病机而确定治则与治法。"治病求本"体现了具有最普遍指导意义的治疗规律，是贯穿于整个治疗过程的指导思想，可以说是中医治则理论体系中最高层次的治疗原则。

一、正治与反治

正治与反治，是在"治病求本"的根本原则指导下，针对病证有无假象而制定的两种治疗原则。

（一）正治

正治，亦称"逆治"，指采用与病证性质相反的方药而治的治疗原则。正治的常用方法见表8－1。

表 8 - 1　正治的常用方法

常用方法	概念	举例说明
寒者热之	用温热方药或具有温热功效的措施治疗寒性病证	表寒证用辛温解表法
热者寒之	用寒凉方药或具有寒凉功效的措施治疗热性病证	表热证用辛凉解表法
虚则补之	用补益方药或具有补益功效的措施治疗虚性病证	阴血不足证用滋阴养血法
实则泻之	用攻伐方药或具有攻伐功效的措施治疗实性病证	瘀血内阻证用活血化瘀法

（二）反治

反治，亦称"从治"，指顺从病证的外在假象而治的治疗原则。

反治的常用方法见表 8 -2。

表 8 -2　反治的常用方法

常用方法	概念	举例说明
热因热用	用热性药物治疗具有假热病证的治法，适用于阴寒内盛、格阳于外的真寒假热证	病人有四肢厥冷、下利清谷等真寒证，并见身热、口渴、面赤的假热证，用温热药治其真寒，假热会自然消失
寒因寒用	用寒性药物治疗具有假寒病证的治法，适用于阳热极盛、格阴于外的真热假寒证	病人有壮热心烦、口渴喜冷饮等真热证，并见四肢厥冷、脉沉的假寒证，用寒凉药治其真热，假寒方能消失
塞因塞用	用补益药物治疗闭塞不通症状的治法，适用于因虚而闭阻的真虚假实证	用补气健脾法治疗脾虚运化无力而致的脘腹胀满
通因通用	用通利药物治疗具有实性通泄症状的治法，适用于真实假虚证	用消导泻下法治疗食积引起的腹痛、泻下不畅

二、治标与治本

标与本是一个相对的概念，本是本质，标是现象，常用来说明疾病过程中的各种矛盾关系。就疾病的本质与现象而言，本质为本，现象为标；就正邪双方而言，正气是本，邪气是标；就疾病本身而言，病因是本，症状是标；就发病的先后而言，先发病（原发病）为本，后发病（继发病）为标；就病变部位来说，病在内、在下是本，病在外、在上是标。临床治疗疾病，应分清矛盾的主次关系，考虑治标治本的缓急先后，分别采取"急则治标""缓则治本"和"标本兼治"的方法。

治标与治本的应用见表 8 -3。

表8-3 治标与治本的应用

治则	概念	举例说明
急则治标	标病或标证甚急，可能危及患者的生命，或影响对本病治疗的一种原则	大出血的病人，短期内出血甚多应先止血以治标，血止后再治本病
缓则治本	在病势缓和、病情缓慢的情况下，针对本病的病机所采取的治疗原则	肺阴虚所致的咳嗽，采用滋阴润肺之法，肺阴充足，咳嗽随之而愈
标本兼治	针对病证出现的标本并重情况，采用治标与治本相结合的治疗原则	患者素体气虚，复感外邪，治宜益气解表，益气为治本，解表是治标

三、扶正祛邪

扶正祛邪是针对虚证和实证制定的治疗原则。疾病的过程是正气与邪气相互斗争的过程，邪正双方的消长、盛衰、进退变化，形成了证候上的虚证与实证及其复杂变化。因此，扶正和祛邪是依据正邪相互消长盛衰的变化而确立治疗的基本原则，也是指导临床治疗的一个重要原则。

（一）扶正祛邪的概念

扶正祛邪的概念及具体治法见表8-4。

表8-4 扶正祛邪的概念及具体治法

	概念	具体治法
扶正	扶助正气。针对正气亏虚所确立的基本治则	滋阴、助阳、益气、养血、生津等
祛邪	祛除邪气。针对邪气亢盛所确立的基本治则	发汗、解表、清热、利湿、消导、涌吐、行气、活血等

扶正与祛邪，方法虽不同，但二者相互为用，相辅相成。扶正使正气增强，有助于提高机体抵抗和祛除病邪的能力；祛邪可减轻和排除病邪对正气的损害和干扰，有利于正气的保存和恢复。因此，扶正与祛邪两种治则的关系是：扶正即所以祛邪，祛邪即所以扶正。临床运用得当，扶正与祛邪就会相互促进，使疾病早日好转，机体早日恢复健康。

（二）扶正祛邪的运用

扶正祛邪的运用见表8-5。

表8-5 扶正祛邪的运用

运用方式	治则	适用证候	举例说明
单独运用	扶正	邪气轻微，以正气虚衰为主要矛盾的虚证	如气虚证用补气法治疗
	祛邪	正气未衰，以邪气亢盛为主要矛盾的实证	如食积证用消导法
同时运用	扶正兼祛邪	正虚为主、邪盛为次的虚实错杂证	肾阳虚的水肿，治宜温补肾阳为主，兼利水湿
	祛邪兼扶正	邪盛为主、正虚为次的虚实错杂证	暑热之邪伤津耗气，治宜清热为主，兼补气生津
先后运用	先祛邪后扶正	邪盛正虚，但正气尚能耐攻；或邪盛为主，兼以扶正反会助邪时，应先祛邪后扶正	瘀血所致的崩漏，应先活血以祛邪，再予补血扶正
	先扶正后祛邪	邪盛正虚，但正气过虚不耐攻伐；或正虚为主，兼以攻邪反而更伤正气，应先扶正后祛邪	虫积病人，正气颇衰，应先健脾以扶正，再驱虫消积

四、调整阴阳

疾病的发生，其根本原因是阴阳的相对平衡遭到破坏，出现偏盛偏衰的结果。调整阴阳是指调整阴阳的偏盛或偏衰，以恢复阴阳相对平衡，促进阴平阳秘的一种治疗原则。

（一）损其有余

损其有余，又称祛其偏盛，是针对阴阳偏盛的病理变化所确定的治疗原则。阴阳偏盛在临床上表现为实证，当采用"实则泻之"的治则以损其有余（表8-6）。

表8-6 损其有余的应用

治则	具体治法	举例说明
泻其阳盛	指阳偏盛而阴未虚的实热证，治需苦寒以泻其有余，即"热者寒之"	用白虎汤治疗外感热病的阳明热盛，症见身大热、面红、汗出、口渴
损其阴盛	指阴偏盛而阳未虚的实寒证，治当用辛温（热）以温散阴寒，即"寒者热之"	用抵当乌头桂枝汤治疗寒凝气滞的寒疝，症见腹中痛、逆冷、身体疼痛

（二）补其不足

补其不足，又称补其偏衰，是针对阴阳偏衰的病理变化所确定的治疗原则。阴阳偏衰在临床上表现为虚证，当采用"虚则补之"的治则以补其不足（表8-7）。

表8-7 补其不足的应用

治则	具体治法
阴阳互制之调补阴阳	阴虚无以制阳而致阳气相对偏亢的虚热证，滋阴则可制约阳亢，即所谓"壮水之主，以制阳光"，亦称之为"阳病治阴"
	阳虚无以制阴而致阴气相对偏盛的虚寒证，助阳则可胜其阴寒，即所谓"益火之源，以消阴翳"，亦称之为"阴病治阳"
	治疗阴偏衰时，在滋阴剂中适当佐入温阳药，以"善补阴者，必于阳中求阴，则阴得阳升而泉源不竭"
	治疗阳偏衰时，在温阳药中适当加入滋阴药，以"善补阳者，必于阴中求阳，则阳得阴助而生化无穷"
阴阳并补	阴损及阳，其阴亏为主为重，阴阳兼补，当以滋阴为先，酌配温润助阳之品
	阳损及阴，其阳虚为主为重，阴阳兼补，当以温阳为先，酌配滋阴之品
回阳救阴	亡阳者，当回阳以固脱 亡阴者，当救阴以固脱

五、三因制宜

（一）因时制宜

概念：因时制宜是指根据时令气候节律特点，制订适宜的治疗方法。

由于自然界阴阳之气的消长变化形成了春夏秋冬的时序变化，对人体的生理功能、病理变化均产生一定的影响。因此临床应用时，必须要考虑不同季节气候条件下的治疗宜忌。

一般来说，春夏季节，气候由温渐热，阳气升发，人体腠理疏松开泄，即使外感风寒之邪，也不宜过多使用辛温发散药物，以免开泄太过，伤阴耗气。秋冬季节，气候由凉变寒，阴盛阳衰，人体腠理致密，阳气敛藏于内，此时若没有大热之证，应慎用寒凉药物，以免苦寒伤阳。此外，暑邪致病具有明显的季节性，暑多夹湿，故暑天治病应注意解暑化湿。秋天气候干燥，容易伤津，故秋季治病慎用香燥伤阴之品，宜用辛凉润燥的药物。

（二）因地制宜

概念：因地制宜是指根据不同的地域环境特点，制订适宜的治疗方法。

不同的地区，由于地势高低、气候条件以及生活习惯的不同，人的生理功能活动和病理变化特点也不尽相同，故治疗用药时还应与地理、区域、气候紧密结合。中国的西北高原地区，地势高而气候寒冷少雨，故病多燥寒，治宜辛润；东南地区，地势低而温热多雨，故病多湿热，治宜清化。

相同的病证，由于地理条件不同，用药也有所差异。比如外感风寒表证，西北寒冷地区，辛温解表药的用量较重，常用麻黄、桂枝；东南温热地区，辛温解表药的用量较轻，多用荆芥、防风。

（三）因人制宜

概念：因人制宜是指根据病人的年龄、性别、体质等不同特点，制订适宜的治疗方法。

1. 年龄

不同的年龄，生理状况和气血盈亏不同，其病理变化的特点也各不相同，治疗用药应有所区别。小儿在生理上生机旺盛，但气血未充，脏腑娇嫩，病理上易寒易热，易虚易实，病情变化较快，所以治疗小儿疾患，忌投峻攻之剂，亦少用补益之品。中年人处于生机由盛渐衰的转折时期，其精、气、血、津液暗耗，阴阳渐亏，容易出现脏腑功能失调，所以治疗上要补益精血阴阳，注意调理脏腑功能。老年人气血阴阳亏虚，脏腑功能衰退，病变多为虚证或虚实夹杂证，所以治疗上虚证宜补，实证需攻时应慎重，以免损伤正气。

2. 性别

男女性别不同，各有其生理、病理特点，临床具体运用时，要考虑男女各自生理特点所导致的疾病差异，以给予相应的治疗。女性要考虑经、带、胎、产的生理特点，治疗时掌握用药的宜忌。如月经期间，应慎用破血逐瘀或收涩之品；妊娠期当禁用或慎用峻下、破血、滑利、走窜伤胎或有毒的药物，以防伤胎；产褥期间，应考虑气血亏虚及恶露情况，在治疗时兼顾补益、化瘀等等。男性有精室以及性功能障碍等特有病证，如阳痿、早泄、遗精、精液异常等等，治疗时亦应注意。

3. 体质

人的体质由于受到先天禀赋与后天调养的影响，存在着阴阳、强弱等多方面的差异。一般而言，体质强者，病证多实，耐受攻伐，故治疗宜攻，用药量宜重；体质弱者，病证多虚或虚实夹杂，不耐攻伐，故治疗宜补，用攻法则药量宜轻。偏于阳盛或阴虚体质者，用药宜寒凉而慎用温热；偏于阴盛或阳虚体质者，用药宜温热而慎用寒凉。

附：美容与中医常用治法

美容根据中医学的理论，主要分为保健美容和医疗美容两个方面。

保健美容主要采用中医传统的自然疗法，以达到延缓或减轻衰老、恢复青春容貌的目的。医疗美容则需采用相应的中医方法，对发生在头面、五官、四肢和形体等损美性皮肤疾病进行治疗，以达到美容的目的。

无论是保健美容还是医疗美容，采用的中医治疗方法主要有内治法和外治法。内治法主要从整体观念出发，在缓则治本、寒者热之、虚则补之及扶正祛邪的治疗原则指导下，运用祛风法、清热法、理气法、祛湿法、化痰法、活血化瘀法和补益法等进行治疗。

【思考题】

1. 试述中医预防的基本内容。
2. 简述中医学基本治则的内容。
3. 试述扶正祛邪的基本概念及运用。
4. 试述正治法的概念及应用。
5. 试述反治法的概念及应用。
6. 试述标本治则的运用。

主要参考文献

［1］印会河．中医基础理论．上海：上海科学技术出版社，1982．

［2］黄霏莉．美容中医学．北京：科学出版社，1999．

［3］李振吉．中医药常用名词术语辞典．北京：中国中医药出版社，2001．

［4］李德新．中医基础理论．北京：人民卫生出版社，2001．

［5］周学胜．中医基础理论图表解．北京：人民卫生出版社，2005．

［6］王琦．中医体质学．北京：人民卫生出版社，2006．

［7］中华人民共和国国家标准．中医基础理论术语．中国国家标准化管理委员会，2006．

［8］钱峻．中医基础表解．南京：江苏科学技术出版社，2008．

［9］郑洪新．中医基础理论专题研究．北京：人民卫生出版社，2009．

［10］王键．中医基础理论．北京：中国中医药出版社，2009．

［11］郭霞珍．中医基础理论专论．北京：人民卫生出版社，2009．

［12］中医体质研究及应用的行业标准．中医体质分类与判定．中华中医药学会，2009．

［13］杨志刚．中国美容大百科全书．上海科学普及出版社，2011．

［14］孙广仁，郑洪新．中医基础理论．北京：中国中医药出版社，2013．